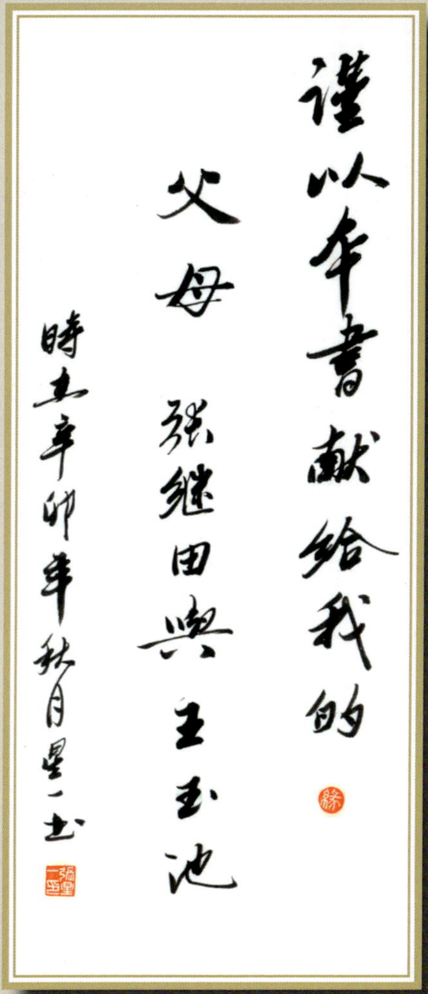

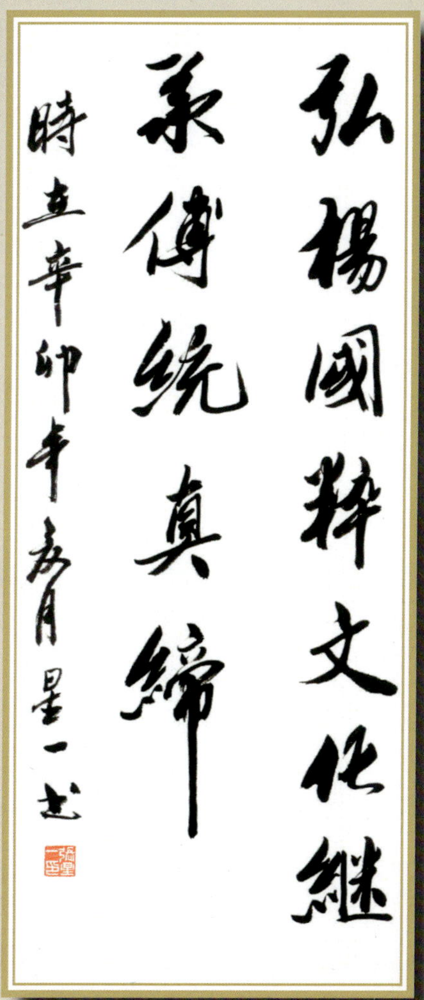

作者书法

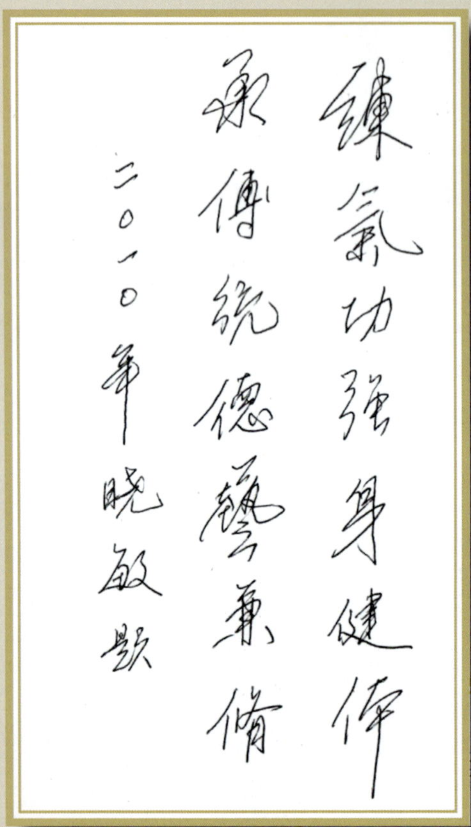

練氣功強身健体
承傳统德藝兼備
二〇一〇年晓敏题

中国奥林匹克委员会晓敏副主席为作者题字

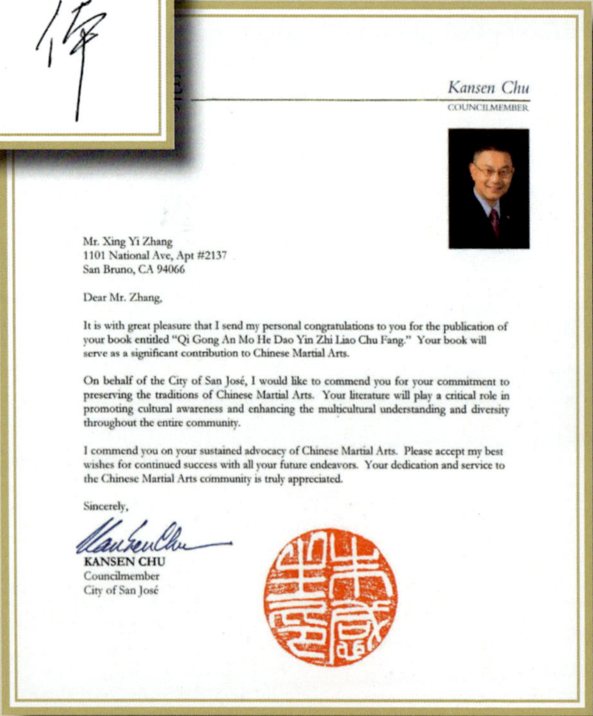

Kansen Chu
COUNCILMEMBER

Mr. Xing Yi Zhang
1101 National Ave, Apt #2137
San Bruno, CA 94066

Dear Mr. Zhang,

It is with great pleasure that I send my personal congratulations to you for the publication of your book entitled "Qi Gong An Mo He Dao Yin Zhi Liao Chu Fang." Your book will serve as a significant contribution to Chinese Martial Arts.

On behalf of the City of San José, I would like to commend you for your commitment to preserving the traditions of Chinese Martial Arts. Your literature will play a critical role in promoting cultural awareness and enhancing the multicultural understanding and diversity throughout the entire community.

I commend you on your sustained advocacy of Chinese Martial Arts. Please accept my best wishes for continued success with all your future endeavors. Your dedication and service to the Chinese Martial Arts community is truly appreciated.

Sincerely,

KANSEN CHU
Councilmember
City of San José

朱感生

美国加州圣荷西市众议员朱感生为本书写的贺信

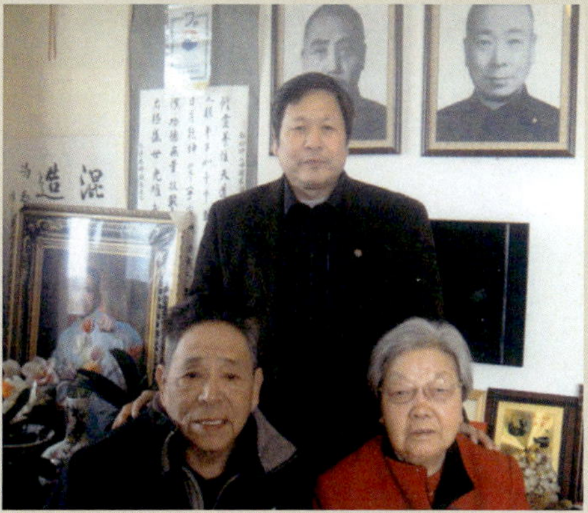

作者和师父冯志强、师母合影留念

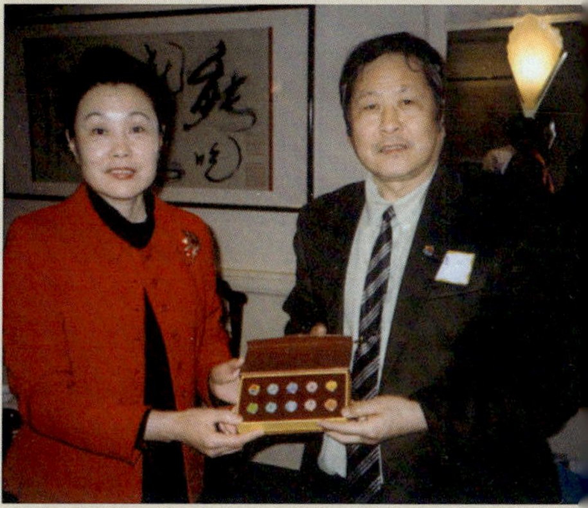

中国奥林匹克委员会晓敏（左）副主席给作者颁发奖品

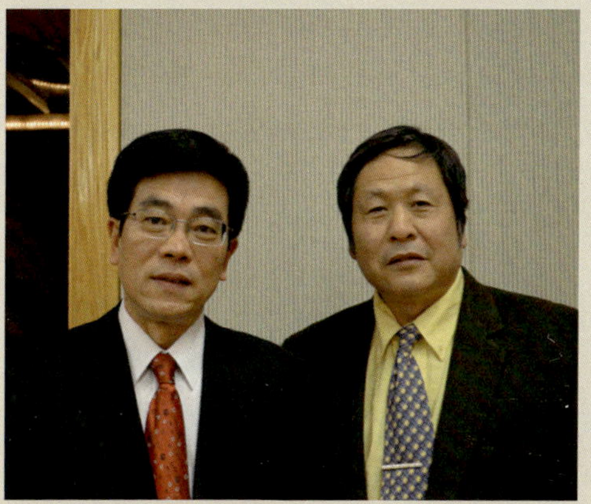

作者与中国驻美国旧金山总领事馆高占生总领事合影

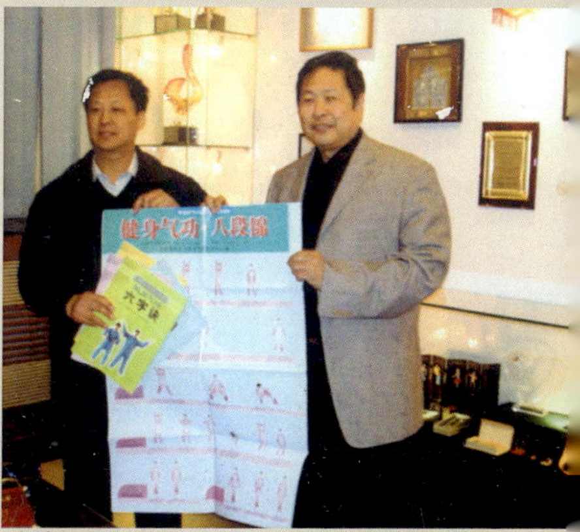

作者接受中国气功协会副主席吕实明（左）馈赠纪念品

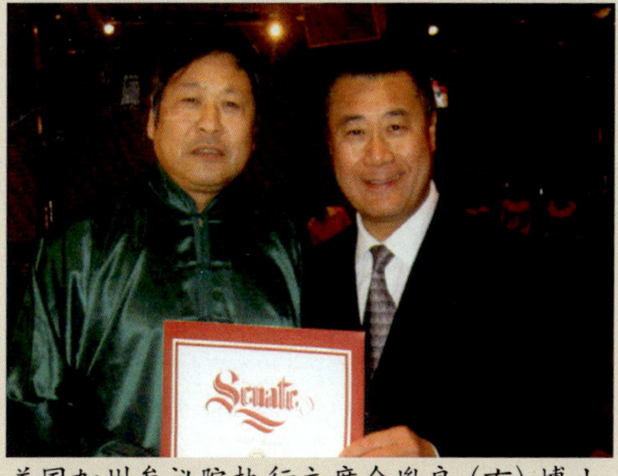

美国加州参议院执行主席余胤良（右）博士为作者颁发荣誉证书

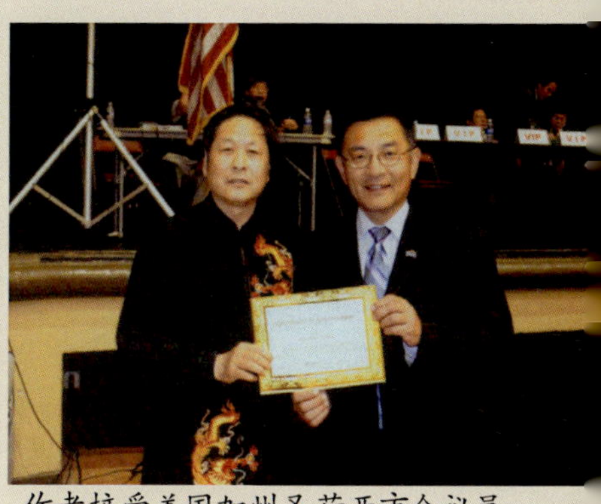

作者接受美国加州圣荷西市众议员朱感生（右）的奖品

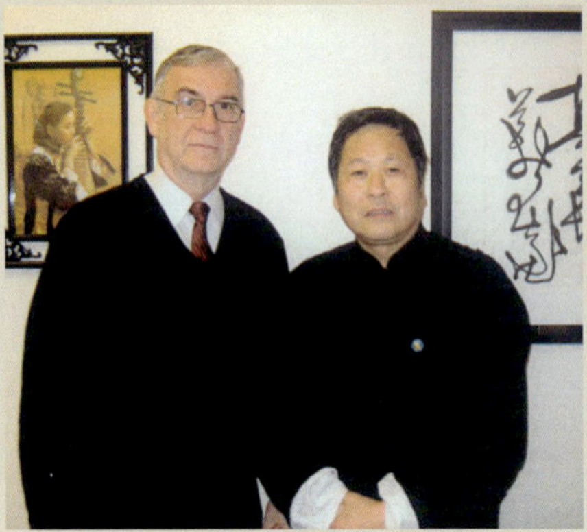

作者和美国旧金山国际中美学校校长柯安华（左）博士合影留念

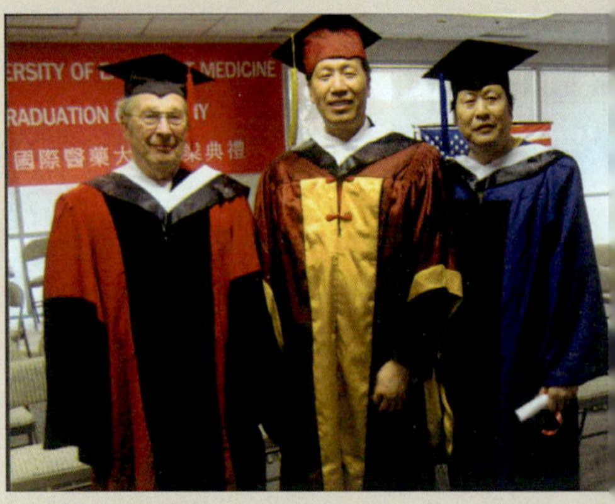

作者和美国国际医药大学校长王英秋（中）、副校长（左）合影留念

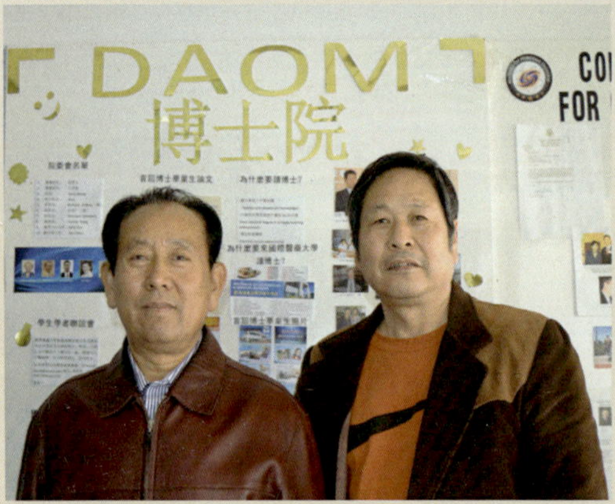

作者与美国国际医药大学万国志（左）教授合影

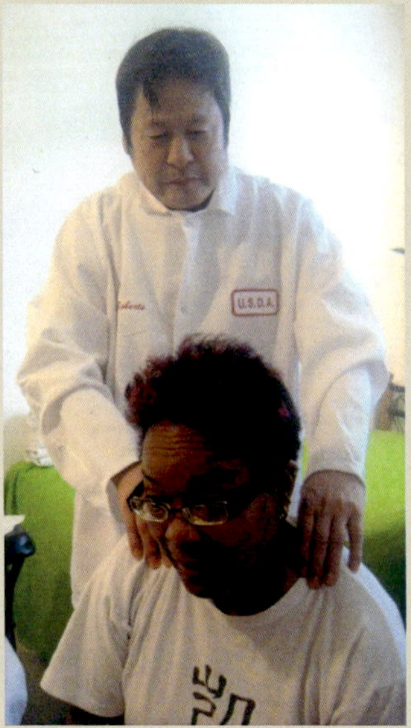

作者在给美国患者治病

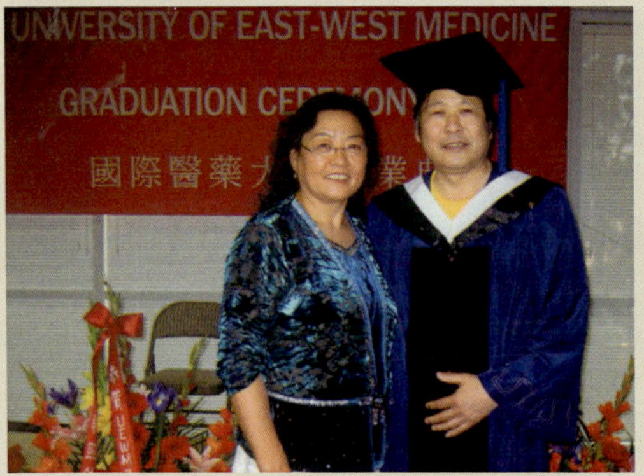

作者和夫人刘大秀在美国国际医药大学毕业典礼时的留念

气功按摩和导引治疗处方

张星一　著

人民体育出版社

图书在版编目（CIP）数据

气功按摩和导引治疗处方 / 张星一著. -- 北京：人民体育出版社，2012（2024.7重印）

ISBN 978-7-5009-4169-9

Ⅰ. ①气… Ⅱ. ①张… Ⅲ. ①气功疗法②按摩疗法（中医）Ⅳ. ①R247.4②R244.1

中国版本图书馆CIP数据核字(2011)第209296号

*

人 民 体 育 出 版 社 出 版 发 行

北京盛通印刷股份有限公司印刷

新　华　书　店　经　销

*

850×1168　32开本　8.25印张　146千字

2012年3月第1版　　2024年7月第2次印刷

印数：5,001—5,500册

*

ISBN 978-7-5009-4169-9

定价：35.00元

社址：北京市东城区体育馆路8号（天坛公园东门）

电话：67151482（发行部）　　邮编：100061

传真：67151483　　邮购：67118491

网址：www.psphpress.com

序

中医，在中国的治疗历史长河中是长久不衰的，一代一代的一直传到现在，对于治疗疾病，强身健体方面是效果良好、贡献卓著、功不可没、光耀史册，不愧是国之瑰宝。这些，都是以易经为根本而逐步发展起来的。所以，我为了挽救人类，保护地球，发明了核关宇宙医学，创建了美国国际医药大学和美国核关大学，而且发展势头很好，这一创举，受到了人民的拥戴。

张星一先生，是我校毕业的高才生，他品学兼优，德才兼备，先后已有三部专著出版，现在，他又以易经、中医为理论根据，首创气功与按摩的合璧治疗，并配有导引治疗处方，治疗效果很好，这真是贡献之大。

他诚心邀请我为他写序，为了支持他的工作，我欣然应允，并提笔鼓励再三。诚恳地希望他再接再厉，百尺竿头，再进一步，为广大患者乃至全世界的患者做出更大的发明创造。服务于广大的人民大众，为拯救地球和人类而贡献力量。

美国国际医药大学校长
美国核关大学　　校长：

前 言

气功按摩和导引治疗处方，是我国宝贵的优秀文化遗产，在几千年的古老文明史中，对我们炎黄子孙的治疗和保健，起着不可磨灭的作用，实可谓是贡献卓著。因为其疗效快，简便易行，安全可靠，经济实惠，又无副作用，所以，深受广大患者的欢迎。在不同时期，造就了一批又一批这方面的专业人才，出现了一部又一部的专业论著。这些专业论著大多内容丰富，体系完整，但有关气功、按摩的合璧治疗著作还鲜有之。

本书所介绍的临床治疗方法和导引治疗处方，是在古老的《按摩经义》《脏腑图点穴按摩疗法》的基础上，以人体各系统发病原因、病理为依据，以祖国医学整体观念、辩证施治和经络学说，以及现代医学有关理论为指导，总结实践经验而逐步形成的。旨在为按摩和导引治疗处方的哲学基础方面提供一些基本概念，以便抛砖引玉，提供一个互相学习和交流的平台，使这一古老的优秀的瑰宝更好地服务于人类社会。

本书由三部分组成。第一部分主要介绍中国古老的中医理论学说，气功、导引与按摩的合璧运用。治疗各种疾病的病理，运用了许多的《易经》学说作为其理论根据。第二部分主要介绍了气功的易筋经内功心法，以及练好易筋经的方式方法。第三部分是气功按摩和导引治疗处方的辩证治疗，包括气功按摩和导引治疗处方的穴位和主治、气功按摩和导引处方的检查、按摩方法、手法和气功按摩的导引治疗处方。为了使读者明白易懂，导引治疗处方部分还大多绘图加以说明。

本书由我的儿子张润伟、李金辉，女儿张坤伟、琳达提供著书方案，刘大秀摄像。并有幸请到中华全国体育总会晓敏副主席为本书题词，美国国际医药大学的校长王英秋博士为本书作序，美国加州圣荷西众议员朱感生先生给此书写贺信。还得到了方伯埙医生（按摩师）的帮助。由于大家的努力，才使此书得以顺利出版，在此，我向为此书做出贡献的同仁，表示衷心的感谢！

由于本人水平有限，对中医、气功等方面的经验不足，书中定有很多缺陷，希望各位大雅同道给予批评指正。

张星一

二〇一一年元月于美国旧金山

目录

第一章 绪论

第一节 祖国古老的中医理论学说

气功按摩，是中国古老的宝贵文化遗产，是中医治疗疾病的一种方法，效果良好，无副作用，治疗范围广泛。据专家统计，现在全世界已有 140 个国家采用中国的中医按摩治疗疾病。很多的疑难杂症，非气功按摩治疗效果不好。为什么有如此神奇的效果呢？就是由于气功按摩有高深的《易经》理论为基础，并充分应用了五行、八卦、脏腑、经络的原理，在临床实践中，又结合了气功点穴，以及现代解剖知识，所以治疗效果更为突出。比如，气功点按尾中穴，治疗腰疼、膝疼的效果就非常显著。

脏腑、经络、关节、穴位和肌肉，都是按摩时所触及到的重要部位，所以，对这些部位，要真正地下一番苦功才行。要达到非常熟悉的程度，真正做到“手摸心会”“心明手巧”“以手触之，便自悉其情”的水平。实际上，无论古代还是现代，都有许多“知其体相，识其部位，一旦临症，机触于外，巧生于内，手随心转，法从手出”的按摩高手。

一、如河如流的经络学说

医学上所谓的脏腑，除能看到的脏腑实体之外，更能概括人体的生理功能，它有非常独到的科学理论。至于经络，根据我国1973年马王堆汉墓出土的《帛书经脉》记载，仅十一脉经。我国古代医学家，经过长期不断的研究和实践，总结经验，取长补短，着眼于“天人相应”的观点，后来提出了十二正经的观点，把“手厥阴心包经”加上，完成了“天人合一”的十二正经。《黄帝内经·灵枢·邪客》说：“天有阴阳，人有夫妻；……地有十二经水，人有十二经脉。”《黄帝内经·灵枢·五乱》说：“经脉十二者，别为五行，分为四时。”元朝时期，滑伯仁编著的《十四经发挥》，对十四正经的分布和循行路线，进行了深入细致的研究分析，首次提出了十四经络的名称，使十四经络得以名正言顺的继承下来。又如《黄帝内经·灵枢·九针十二原》“若行若按，如蚊虻止，如留如还，去如弦绝”等记述，都是按摩、点穴时其经络循经感传的感觉现象。经络学说，是结合人体生理功能、疾病症候和俞穴的治疗而形成的。气功按摩可以治疗多种疾病，之所以有显著效果，就是因为人体有经络和穴位的存在，再加上施术者在技术上的刻苦训练，并充分应用《易经》阴阳五行原理的结果。

下面，将十四正经的循行部位和起止点加以简略介绍。

肺，手太阴之脉，起于中焦，下络大肠，还循胃口，上膈属肺，从肺系横出腋下，下循臑内，行少阴心主之前，下肘中，循臂内上骨下廉，入寸口，上鱼，循鱼际，出大指之端；其支者，从腕后直出次指内廉，出其端。

大肠，手阳明之脉，起于大指次指之端，循指上廉，出合谷两骨之间，上入两筋之间，循臂上廉，入肘外廉，上臑外前廉，上肩，出髃骨之前廉，上出于柱骨之会上，下入缺盆，络肺，下膈，属大肠；其支者，从缺盆上颈贯颊，入下齿中，还出挟口，交人中，左之右，右之左，上挟鼻孔。

胃，足阳明之脉，起于鼻之交頞中，旁纳太阳之脉，下循鼻外，入上齿中，还出挟口环唇，下交承浆，却循颐后下廉，出大迎，循颊车，上耳前，过客主人，循发际，至额颅；其支者，从大迎前下人迎，循喉咙，入缺盆，下膈，属胃络脾。其直者，从缺盆下乳内廉，下挟脐，入气冲中；其支者，起于胃口，下循腹里，下至气冲中而合，以下髀关，抵伏兔，下膝膑中，下循胫外廉，下足跗，入中指内间；其支者，下廉三寸而别下入中趾外间；其支者，别跗上，入大趾间出其端。

脾，足太阴之脉，起于大趾之端，循趾内侧白肉际，过核骨后，上内踝前廉，上踹内，循胫骨后，交出厥阴之前，上膝股内前廉，入腹，属脾，络胃，上膈，挟咽，连舌本，散舌下；其支者，复从胃别，上膈，注心中。

心，手少阴之脉，起于心中，出属心系，下膈，络小肠；其支者，从心系上挟咽，系目系；其直者，复从心系却上肺下，出腋下，下循臑内后廉，行太阴心主之后，下肘内，循臂内后廉，抵掌后锐骨之端，入掌内后廉，循小指之内出其端。

小肠，手太阳之脉，起于小指之端，循手外侧上腕，出踝中，直上循臂骨下廉，出肘内侧两筋之间，上循臑外后廉，出肩解，绕肩胛，交肩上，入缺盆，络心，循咽，下膈，抵胃，属小肠；其支者，从缺盆循颈上颊，至目锐眦，却入耳中；其支者，别循颊上颛抵鼻，至目内眦，斜络于颧。

膀胱，足太阳之脉，起于目内眦，上额交颠；其支者，从颠至耳上角；其直者，从颠入络脑，还出别下项，循肩髆内，挟脊抵腰中，入循膂络肾属膀胱；其支者，从腰中下挟脊，贯臀入腘中；其支者，从髆内左右，别下贯胛，挟脊内，过髀枢，循髀外；从后廉下合腘中，以下贯腨内，出外踝之后，循京骨，至小趾外侧。

肾，足少阴之脉，起于小趾之下，斜趋足心，出于然谷之下，循内踝之后，别入跟中，以上腨内，出腘内廉，上股内后廉，贯脊，属肾络膀胱；其直者，从肾上贯肝膈，入肺中，循喉咙，挟舌本；其支者，从肺出络心，注胸中。

心主手厥阴心包络之脉，此经起于胸中，出属心胞络，下膈，历络三焦；其支者，循胸中出胁，下腋三寸，上抵腋下，循臑内行太阴少阴之间，入肘中，下臂，行两筋之间，入掌中，循中指出其端；其支者，别掌中，循小指次指出其端。

三焦，手少阳之脉，起于小指次指之端，上出两指之间，循手表腕，出臂外两骨之间，上贯肘，循臑外，上肩而交出手少阳之后，入缺盆，布膻中，散络心包，下膈，循属三焦；其支者，从膻中上出缺盆，上项，系耳后，直上出耳上角，以屈下颊至頔；其支者，从耳后入耳中，出走耳前，过客主人前，交颊，至目锐眦。

胆，足少阳之脉，起于目锐眦，上抵头角下耳后，循颈行手少阳之前，至肩上，却交出手少阳之后，入缺盆；其支者，从耳后入耳中，出走耳前，至目锐眦后；其支者，别锐眦，下大迎，合于手少阳，抵于頔，下颊车，下颈，合缺盆，以下胸中，贯膈，络肝，属胆，循胁里出气街，绕毛际，横入髀厌中；其直者，从缺盆下腋，循胸，过季胁，下合髀厌中，以下循髀阳，出膝外廉，下外辅骨之前，直下抵绝骨之端，下出外踝之前，循足跗上，入小趾次趾之间；其支者，别跗上，入大趾之间，循大趾岐骨内出其端，还贯爪甲，出三毛。

肝，足厥阴之脉，起于大趾丛毛之际，上循足跗上廉，去内踝一寸，上踝八寸，交出太阴之后，上腘内廉，循股阴入毛中，过阴器，抵小腹，挟胃属肝络胆，上贯膈，布胁肋，循喉咙之后，上入颃颡，连目系，上出额；与督脉汇于颠。其支者，从目系下颊里，环唇内；其支者，复从肝，别贯膈，上注肺。

十二经脉的连接，有顺有逆，它的循行方向，为了方便记忆，可以作如下分类：①手之三阴经，皆从脏走手；②手之三阳经，皆从手走头；③足之三阳经，皆从头走足；④足之三阴经，皆从足走腹。

人体的经络、穴位，虽然我们看之不见，但在临床诊治时，确有所视，常有所见。感传线愈接近病灶，气功按摩效果就愈显著。近数十年来，随着人类的进步及科学技术的不断发展，以前我们肉眼根本看不到的经络、气、穴位也都得到了科学上的验证。如 1978 年 1 月，中国台湾台大医学院曾以科学的方法进行研究，证实中医理论中所说的经络、气，是看得见，摸得着的东西。其方法是将微量放射性的铊注射到人的经络和血道位置的皮下，通过摄影机，它的显影与血流出现一定关系，而分布关系与经络、穴道完全一致。

又如在 1999 年的 5 月，上海第六人民医院、第二军医大学和上海中医大学等单位联合组织了多学科课题组，对气、穴位以及经络进行了研究。他们利用了核磁共振、成像造影、解剖、X射线、电脑扫描和红外线等现代科技，获得三大发现：首先，证明经络与穴位的形态位置，是以结缔组织为基础，连带其中的血管，神经液和淋巴等交织而成的复杂体系，并且它有多种生理功能。其次，发现与穴位位置相对应的深层结缔组织中，所含的钙、磷、钾、铁、锌、锰等要比不是穴位组织的高出两倍。

再次，发现经络的结缔组织中有气，呈现液晶态的软组织，并具有一个高效率传输气和红外线的特殊管线。

这在人的生命信息、能量的转换和传输等活动中，都起着极其重要的作用。这些，都是对古老的《易经》理论的验证，确实就像大地存在的大海河流，川流不息。

二、包罗万象的阴阳学说

《易经·系辞下传》记："古者伏羲氏之王天下也，仰则观象于天，俯则观法于地，观鸟兽之文，与地之宜，进取诸身，远取诸物，于是始作八卦。"其卦中的"—"单数，一为阳，"– –"偶数则为阴。这可以说是阴阳学说的开始吧。《庄子·天下篇》曰："易之，以道阴阳也。"太史公在《史记》中说："易以道化。"一部《易经》理论，可以包含一切事物发展的正反两个

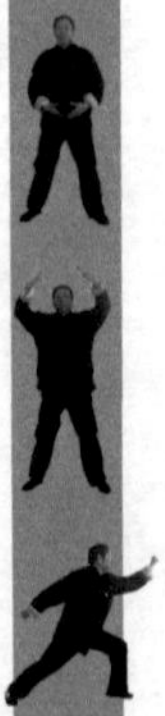

方面。《内经》中说：“夫言人之阴阳，则外为阳，内为阴。言人身之阴阳，则背为阳。腹为阴，言人之脏腑中之阴阳，则脏者为阴，腹者为阳，独阴不生，孤阳不长,阴阳相合可谓道也。”

以后，又与太极、两仪、四象、五行、八卦相配兑，总结出万事万物的发展规律和一切事物的起因后果等。古老的中医理论也与此同源。

那么，什么是太极？太者，大也，至也；极者，枢纽根柢之谓也。也就是说，太极为天地万事万物之根本也。近代名医杭辛斋《易楔》说：“极者，而无对之谓也，极而易之曰太，是以太极者，立乎天地未分之先，超乎阴阳之上也，元气浑而为一。”

何为两仪？伏羲氏仰观俯察，见阴阳有奇偶之数，奇则代表阳仪，为天；偶代表阴仪，为地；两者合之为阴阳，即两仪也。两者独阳不生，孤阴不长，必须一阴一阳合之方为之道。所以道者为一，一者即为道。

何谓四象？四象即太阳、少阳、太阴和少阴。

三、相生相克的五行学说

何谓五行？金、木、水、火、土也。是由阴阳二气之运行孕育而成。五行中之“水”最初乃太空气化中孕育之湿；“火”乃太空气化中孕育之热；“木”，乃太空气化中孕育之湿；“金”，乃太空气化中孕育之寒；

“土”性中合，以统四气。唐朝的孔颖达说：“万物成行，自微渐著，五形先后，亦以微著为序，水最微为一，火渐著为二，木行质为三，金体固为四，土质博为五。”“水曰润下，火曰炎上，木曰曲直，金曰从革，土曰稼穑。”而五行又有相生相克之理，以保持自身的平衡，五形平衡为一切事物的最佳状态，此在《渊海子平》中有详注。

五形相生即金生水，水生木，木生火，火生土，土生金。

五形相克即金克木，木克土，土克水，水克火，火克金。

由此类推，宇宙之间，所谓五行，各有所主。

人体内脏，就是其主要的五行所主，即心、肝、脾、肺、肾。五脏配五行，五行又分五色，即心属南方丙丁火，赤色；肝属东方甲乙木，青色；肾属北方壬癸水，黑色；肺属西方庚辛金，白色；脾属中央戊己土，黄色。

肺居各脏之首，色白，属金，而通秋气；心色赤，属火，而通夏气；肝色青故属木，而通春气；肾脏居下焦，属水，而通冬气；脾居中央纳谷物，各脏相互赖其滋养，如土之载万物，故脾属土，而通四时季月之气。

五脏生克制化：肝生心，心生脾，脾生肺，肺生肾，肾生肝；肝克脾，脾克肾，肾克心，心克肺，肺克肝。

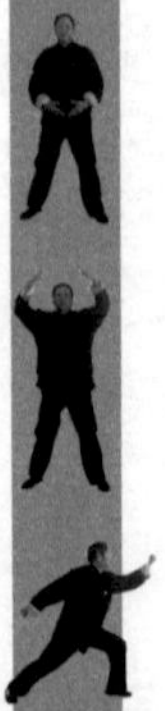

人之性情，各有不同，或刚或柔，或沉默多虑，或暴躁多言，皆由五脏之气所发。脏腑互有强弱，性情表现不一。心在志为“喜”，过喜则伤心气，故有宋朝牛皋为捉住金兀术而大笑，而气闷，导致气绝而死。肝在志为“怒”，暴怒伤肝，故有猝逆大怒，不能抑制而至疾，甚至呕血而亡。肺在志为“忧”，悲忧过甚而伤肺，故忧伤过久，郁郁气阻，伤肺脏而至疾。脾在志为“思”，过思伤脾，故思虑过多，脾胃功能受伤，消化力减弱，易致胸闷胀满、消化不良之疾。肾在志为“恐”，大恐则伤肾，故有大恐之时，小便随之而下，此为肾气不能摄，膀胱失去控制所致。

只有脏腑平和，才能保持供应正常，人体机能才能正常运转，身体才能健康。否则，就会导致生病，其后果不堪设想。

五行所主归类表

五行	木	火	土	金	水
五脏	肝	心	脾	肺	肾
五腑	胆	小肠	胃	大肠	膀胱
五主	谋虑	神明	运化	治节	伎巧
五体	筋	血脉	肌肉	皮毛	骨（髓）
五官	目	舌	口（唇）	鼻	耳
五荣	爪	面	唇	毛	发
五藏	魂	神	意	魄	志，精
五志	怒	喜	思	悲、忧	恐、惊

五病	语	噫	吞	咳	欠，嚏
五声	呼	笑	歌	哭	呻
五液	泣	汗	涎	涕	唾
五味	酸	苦	甘	辛	咸
五臭	臊	焦	香	腥	腐
五脉	弦	洪	缓	涘	沉
五腧	井	荣	俞	经	合
五季	春	夏	长夏	秋	冬
五时	平旦	日中	日西	合夜	夜半
五化	生	长	化	收	藏
五气	风	暑	湿	燥	寒
五色	青	赤	黄	白	黑
五方	东	南	中	西	北
五音	角	徵	宫	商	羽
五元	元性	元神	元气	元情	元精
天干	甲乙	丙丁	戊己	庚辛	壬癸
地支	寅卯	巳午	辰丑戌未	申酉	子亥等

五行之藏像：

《素问·灵兰秘典论》曰："心者，君主之官也，神明出焉。肺者，相傅之官，治节出焉。肝者，将军之官，谋虑之出焉。胆者，中正之官，决断出焉。膻中者，臣使之官，喜乐出焉。脾胃者，仓廪之冠，五味出焉。大肠者，传道之官，变化出焉。小肠者，受盛之官，化物出焉。肾者，作强之官，伎巧出焉。三焦者，决渎之官，水道出焉。膀胱者，州都之官，津液藏焉，气化则能出矣。凡此十二官者，不得相失也。”

四、星罗棋布的人体俞穴

穴位，一般分为十四经穴、经外奇穴以及阿是穴。

十四经穴，是指分布在十二正经和任脉、督脉上的穴位，也是全身俞穴的主要部分。每一个穴位，都有其特定的名称、位置和作用。还有若干穴位具有特殊的作用，根据它们的部位和作用不同，各称为五俞穴、原穴、络穴、郄穴、背俞穴、募穴和交会穴等。人身有365穴，与天有365日相合。

经外奇穴，有其固定的名称和位置，是在十四经穴定名和定位以后陆续发现后，根据其位置、作用定名的。

阿是穴，就是说它没有固定的位置和穴位名称。是根据临床实践，患者的压痛点和其病理反应而定位的一些俞穴。《千金方》曰：“人有病痛，即令捏其上，若裹当其处，不问孔穴，即得便快或痛，即可云‘阿是’，灸刺皆验。”

还有一种穴名，叫做“天应穴”，是根据临床按到此穴位时，有清晰的感应和灵敏的反应部位。

以上所列穴位，都与人体的脏腑、经络和气血流注于各个部位有着密切的联系，也就是说，它是气血的交通站。如以气功按摩之，就有调整脏腑、经络、气血的功能，提高体内的抗病能力，达到养生和治病的能力。

上面提到气血流注，那我们就先从气血流注说吧。大家都知道，人体气血，就像宇宙之百川，但它是有一定规律的，下面，把《气血流注十二时辰所主歌》推荐给大家，以供治疗参考。

人身之血有一头，
日夜行走不停留。
遇时遇穴如伤损，
如要不治命矣休。
子时走在心窝穴，
丑时须在涌泉求。
对口是寅山根卯，
辰到山根巳凤头。
午时即与中脘汇，
左右命宫分在未。
凤尾属申封门酉，
丹臂俱为戌时位。
六时直等亥时来，
不教汝博斯为贵。

又歌：

子时人中穴，
丑时天庭穴。
寅时乔空穴，

卯时大枢穴。
辰时太阳穴，
巳时上仓穴。
午时腕脉穴，
未时土坎穴。
申时丹田穴，
酉时白海穴，
戌时下阴穴，
亥时涌泉穴。

又歌：

子踝丑腰寅在目，
卯面寅头巳手熟。
午心未腹申在心，
酉背戌项亥胶承。

又歌：

寅时气血注于肺，
卯时大肠辰时胃。
巳脾午心未小肠，
膀胱申注肾酉注。
戌时包络亥三焦，
子胆丑肝各宫位。

又歌：

上止天庭二太阳，
气口血海四揉膛。

耳后受伤均不治，
伤胎鱼笠及时亡。
前后二心并外臂，
鱼睛目定甚张忙。
肋梢插手难于治，
肾腧丹田最难当。
夹眷断时休下药，
正腰一笑主身亡。
伤人二乳及胸膛，
百人百例到泉乡。
出气不收无药石，
翻肚吐泪见阎王。
颞门髓出阴阳混，
君则何须觅妙方。

尽管人体的俞穴多如繁星，据本人临床之经验，大体熟悉二十几个主要穴位即可够用，即 风池、风府、百会、列缺、内关、合谷、太冲、阳陵泉、丝竹空、身柱、肾俞、上脘、中脘、下脘、中极、关元、气海、膻中、肩髃、大椎、三阴交、足三里、丘墟、人中、太阳穴等，每一个穴位，都有其所主治之作用。

根据明代朱权的《四总穴歌》，结合本人之经验及俞穴的特点和主治功能，歌曰：

腰背尾中求，头面合谷收。
颈项寻列缺，肚腹三里留。

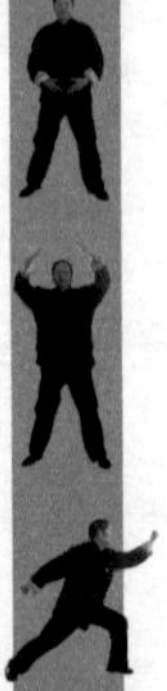

眩晕取百会，心疼内关谋。

筋伤阳陵泉，热邪太冲揉。

颈僵风池府，腰痛肾俞优。

解毒按身柱，偏头丝空竹。

踝扭丘墟使，健胃三脘揉。

痛经中关气，胸闷下膻求。

大椎三阴并，丰隆宜痰收。

肩髃治双膀，有时相交图。

以上所列，均是我国的比较珍贵的长久不衰的中医理论学说，虽不尽言，只要习此术者，用功修炼，就能水到渠成，肯定能够有比较理想的收获。

第二节　什么是气功

从字面上看，气功就是呼吸所达到的功力。在《黄帝内经》里黄帝几次曾经问过他的老师岐伯，到底什么是“气”。岐伯回答的时候，非常为难，他告诉黄帝，“此先帝秘之”，意思是这是不让外传的东西，岐伯要求黄帝戒斋几日才能告诉他。黄帝斋戒几日后，岐伯告诉黄帝，气是“五日为之候，三候谓之气，六气为之时，四时谓之岁”。这说明一年四季，无气不在，但气也为宇宙带来随时的变化。人要养生的话，就必须跟上气的变化。

何谓气？王雅儒的《脏腑图点穴按摩疗法》曰：气发于丹田，随呼吸出入。一呼一吸为一息。吸入的清气为阳。呼出的浊气为阴。孤阴不生，孤阳不长。吸入清气，由口鼻入肺，肺叶舒张，再由肺部转到心脏而达于各脏腑、四肢、百骸，下至丹田。呼出的浊气，亦自丹田经各脏腑、肢骸，由心脏转入肺部，从口鼻而出。血液循环，随气而行。血液的循环周流全在于气行，所以说，气为血之母，血为力之帅。人之生命的本源即为气，有气则生，无气则亡。如气分调顺，百病不生。故治病之要，调气为本。

天为大周天，人为小周天。大周天为四时八节气候，小周天为人体内部之气分，要与大周天的气相合。人体内部的气分充足，则抵抗力就强，则病不生，反之必身弱。如果再经过专门的吐纳、呼吸功夫的修炼，人体内就会产生一种气体，这种气体是日月精华的产物。这种产物可以在人的意念指挥下通过劳宫等部位向对方发出，随着功夫的大小而产生效果。这种产生效果的过程就叫做“气功”。气功，可以治疗多种疾病和疑难杂症。

第三节　什么叫做按摩

据《推按精义》说：“推者从其气，按者从其血；

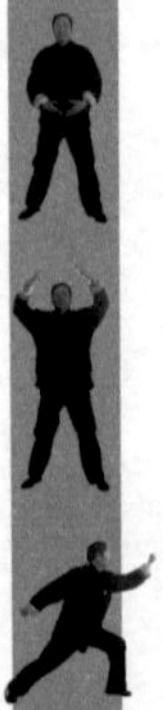

推按也，乃气中血。故推之按之，按之推之，以使血气阴平阳秘也。”又曰：“推者拿也，按者摩也，皆手之技法，解除患病苦痛也。令患体得安，乃适天地之然耳。昔圣贤，用心良苦，诸法深邃文化内涵。技之取术，艺之精专。论理合天地万物，至高至上，从简而括，溯源于阴阳万物万类也。所以，按也，摩耶，皆术之配也，此按，以收乎。于收之，以手求安也。按哉，安手之合也。”又曰：“按，乃阴阳之母基。与人体而言，内潜外透，引导之来矣。所摩也，散其结凝也。也就是，以合指为掌，在患处施技也。从阴阳而论，则属阴中之阳也。”也就是说，一按一摩，阴阳合璧，偶兑相并，气血而从，再加之气功导引，更是以阴合阳，而又让阳去护阴。阴阳在这样的呵护下，人的身体就会气血畅通，就不会沾染病变。而这种使人体得到气血通畅的手法技术，就叫做“按摩”。

第四节　什么叫做气功按摩

气功，这个词，家喻户晓。据笔者所知，就有几十种气功之多。什么硬气功、软气功、轻气功、重气功、内养气功、外壮气功、武术气功、健身气功等。特别是看到那些武僧大侠们的气功表演，更是惊险万分，令人不可思议，如不亲眼相见，真不相信是常人所为，什么枪刺咽喉、头撞石碑、手掌碎石等。而我们的气功，能达到内可养气，外可发功即可。也就是说，首先要把自己的内脏养好，使得内气充盈，然后，使气通过劳宫穴，在按摩时灌于患者的适当部位，而发放的这种气，里面含大量的生物红外线和生物电，这种气体能使病灶得到消炎、止痛、增加免疫力的作用。而按摩的意义，就是“按其经络，以通郁闭之气，摩其痈疽，以散聚结之肿，其病即除矣”。

所以，气功和按摩有机的结合，就叫做“气功按摩”。

第五节　如何练好气功按摩

气功按摩是阴阳合璧的产物，它是以易经理论为基础，用苦功练就的手技，而又配合现代的解剖原理而形成的一种成果。要想修炼好此术，必须练好最基本的气功和按摩两种专技才行。

首先，要修炼好气功。《易筋与洗髓·运气篇》中说：“运气说，修养必先运气者，盖以其气为精神枢纽，并为一身枢纽耳。然精之在身，如水之在地。精之发源于天河，注于脏腑，达于肢体。如水发源于昆仑，散于沟渎，汇于河海。身之有神，是运气化精之主宰。而气则如二气之流行于四时，分散于四方。下降上腾，清升浊降，阳之积而成日，阴之凝而成月。日月运行，一寒一暑。能使形形色色化生无穷。始而复终，终而复始，生机随以不绝。

人若知导引诸法，虽起居饮食偶失时节，一为吸清呼浊，彼轻浮重凝，而血脉筋络通达无滞，则窍窍玲珑，节节流通。亦能使寒热、瘟疫化为乌有。至功力已到，搬运渐熟。呼吸顷刻上至天庭，下坠海底，中及四肢三焦皆畅，百体调和，纵有微恙，登时即除，安能为殃。

辟之阳极阴极之时，郁而积为烈风、阴云、淫雨、雪雹、酷日之灾，一经二气运行，分阴分阳，终无天昏地残、天崩地裂之变。久仍归于阴阳之平，四时和也。天地之气，岂自开辟，即失其常哉。亦由人心不古，呼吸达天。天人相应，积而生变，所以上古天时与晚近不同，皇初人寿与后世不同，坟典所在不尽荒谬妄诞也。

人能运气生精，使精生神，则五脏六腑、十二经络，以及四肢百骸，毫毛皮肤，皆有光天化日之气象，无障翳昏迷境界，不亦义皇上人哉？颜语云：亦小天地。洵不诬也。气是添年药，心为使气神。若知行气诀，便是修道人。皆为导引逆流而发也。修炼之士可不留心呼吸哉。”

俗话说，“天有三宝日月星，地有三宝水火风，人有三宝精气神，气则最宝可先蹬”。然人体五官百脉，知觉运动，精聚之，神主之，气用之。然要知方法。故古人服气，必先运气。运气始能分气，分气始可服气，服气乃能练气，练气方能和气，和气方可定气。

溯先天而后天，身心俱是父母一气所结。感而结成，始有胎婴，乃精也。是由气生精之证也。胎在母腹渐渐长大，使有知觉，乃神也。又是由精生神之证也。由先天而后天分身而出，饮食增加，渐长渐强，是运气化骨之证也。

成人之后，精髓渐满，即能生育，是运气化精之证也。弱冠以往，知识渐开，童心渐失，恃强好胜，心花怒发，志虑心思于斯为密，功名事业在此立基，是运气化神之证也。

常人不知运化填补之法，随禀赋以顺时令。受七情六欲之侵，故气有时而衰，这就以练气而补之，但要找一名师指导，否则会误入歧途，甚至走火入魔。慎之。

其次，就是练好按摩的功力。什么功力呢？首先是正骨按摩，寻径取穴的功夫。其次是气和力。人体的四肢百骸，经络穴位，以及内脏器官，在发生病变以后，如果没有适量的刺激，是不会起到条件反射的，没有一定的条件反射，是不能治病的。所以，没有一定的气力是不行的。

综上所述，修炼好气功按摩，是一门既有气功又有按摩技术的综合艺术。只有下一番苦功才能练就。

第六节　按摩师所具备的基本素质

当一名按摩师不难，难的是当一名好的按摩师。好按摩师要经过各个方面磨炼才行。总结起来，主要有以下几点：

一、良好的医德，博爱的胸怀

就是要有很好的道德观。道德，是古老的中华民族流传下来的古老文化，天道由人道修起，天无道不成天，地无道不成地，人无道何谓人？所以，天有道，日月星辰运作；地有道，四季冷暖分清；人有道，伦理道德不缺。心诚则佛，心邪是魔。特别是孔子文化，已提高到治国之方略的高度。各个行业，都有其不同的道德规范，武有武德，医有医德。我们要学好医德，正德行医。是为天地之道。

二、持之以恒，练好气功

俗话说得好：“养气一团火，修身遍体春。”气功是十分深妙的一种功夫，非得下苦功才行。所以，要持之以恒，不能间断，日久功深，其效果更佳。特别是与按摩手法的默契结合，更需要很多的临床经验，从中找出运气发功的默契配合以及有利时机。

三、气动合璧，寻径取穴

气功和按摩，是两种不同的专技，让二者有机的结合，也不是那么容易的。要真正达到气与动的辩证统一，才能产生真正好的效果。当然，气是无时不用的，比如，练功用气，发功用气，收功用气，治病用气，患者同样也得用气。所以，气的运用是重中之重。动，也是非常关键的一环。怎么动气顺，怎么动气逆，怎么动来气快，怎么动使病灶得到缓解，怎么动能使患者的气血得到畅通，这些都是非常关键的。

四、谦虚谨慎，不断求精

艺无止境，学海无涯，能人背后有能人。我们要戒骄戒躁，虚心谨慎。要像孔子所说的那样，“三人行则必有吾师焉”。待人以礼，接物以和，言忠信行笃敬。天行健，君子以自强不息；地势坤，君子以厚德载物。悟得神手真三昧，才是真人不二门。孔子曰：“吾日三省吾身，与人谋而不忠乎？与朋友交而不信乎？传不习乎。”如此这般，坚持数年，其医术必有精进。只有精湛的医术，才能解救他人的痛苦，服务于广大的人民大

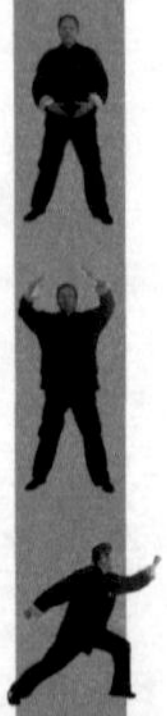

众，从而受到人民的爱戴和敬仰。

以上四项素质，若能达到一定的水平，就可以成为一名按摩师了。

第七节　什么是导引

“导引”一词，始见于《黄帝内经·素问·异法方宜论》：“故其病多痿厥寒热。其治宜导引按跷。”“导”，古人写为“導”，谓“从寸道声，以寸引之也”。“引”古人写为“杒”，谓“开弓也，象引手开弓之形”。还有“导引”为“服气法”的说法。古有“导引之士，养形之人”之说。《黄帝内经》之中就有“导引行气”的记载。

“导引”可以简释为“疏导，通道，后引申为导引”。

第八节　我国古老的导引理论学说

近些年以来，国内外练习导引功法的人越来越多，一些医院和养老院也专门开设了导引门诊，都得到了很好的效果。

其实，早在先秦时代，就有关于导引方面的记载。

据《吕氏春秋·古乐》记载："昔陶唐氏之始，阴多滞伏而湛积，水道壅塞，不行其原，民气郁愍而滞著，筋骨瑟缩不达，故作舞以宜导之。"这种"作舞"，实际就是导引的一种形式。

《黄帝内经·素问·异法方异论第十二》说："中央者，其地平以湿，天地所以生万物也众，其民食杂而不劳，故其病多痿厥寒热，其治宜导引按跷。"

我们从史料中发现，孙思邈的养生经验中，最精彩的内容就得说运动养生了。他十分推崇古代的导引按摩。他在《千金方》和《摄养枕中方》中用了大量篇幅，介绍了导引养生的理论和方法。比如，"按摩日三遍，一月后，百病并除，行及奔马，此是养身之法"。《枕中方·行气章》曰："行气可以治百病，可以去瘟疫，行气者，一日勿住。"

"导引"一词，最早可见于《庄子·刻意》："吹响呼吸，吐故纳新；熊经鸟申（伸），为寿而已矣。此导引之士，养形之人，彭祖寿考者之所好也。"据《庄子·刻意》李颐注，导引就是"导气令和，引体令柔"，意即导引是呼吸运动和躯体运动相结合的一种体育疗法。少林寺《达摩内功心法》说："达摩内功心法，简言之，无非二法。二法者，气与势也，其关键是气与势两个方面，把握了这两个方面，也就把握了内功心法。先说气。气就是指人身之气。在外为吐纳之气，在中为气血之气，在内为真元之气。此气人人本身固有。如佛性之人人具足，只要内修，便能明心见性，自我作佛。慧能大师说，‘向外觅菩提，恰如觅凤角’。同样，向外采气、聚气、借气、偷气，以及让人发功传气，皆是水中捞月、镜中摘花。因为其气就在自身。若想吐纳顺，气血通，真元活，其法门就是有序的定向的运气，调息，呼吸，其方法包括和、旋、注、观、涌、吸、收、压、定等。”

只要呼吸方法正确，调息到位，运气适时，其气血自然通畅，真元活泼，功效赫然。再说势，即是姿势的“势”。是心法的行为动作，即招法。包括招式与架势。架势是招法中的架子，是定式；招式是招法中的路数，是动式。招式是架势与架势之间的过渡，是无数架势的延续；架势是招式运行中的支点。有了招式与架势，功法才动静相宜。往深说，架势是定的招式，定而不定；招式是动的架势，动而不动。招式与架势除动静结合外，都是人体动作的极限运行，有序的牵动筋脉，引导气流定向流使。

人体筋脉现存，气血固有，但为何常人往往气血不通？

这正如山泉引水。接引山泉的水管已拉到家门。山上泉水充足，家门前的水管却不出水。这是为何呢？当然是水管堵了，或被挤压，或绞作了一团。如果栽上一排竹竿，将水管架起，该顺的顺，该盘的盘，自然就通了。人的血管也一样，如果常做气与势的导引功法，气血就能通畅，怎么会生病呢？

《运动通关说》云：“掌合指立，阴阳桥通。阴阳桥通，任督可通。如果气势合一，融招法与呼吸为一体，动而调息，调息而运动，则受用无穷，功德福德皆不可限量。”

第九节 导引的保健治疗作用

在数千年的历史长河中，无数事实证明，导引气势功法的保健医疗效果是很神奇的。仅列举以下之例，供大家参考。

一、导引对神经系统的治疗作用

导引对神经系统的治疗作用主要有两点。首先是通经活络，醒脑宁神。古老的祖国医学认为，人体各部之气血，贵于流通。经络是人体运行气血的通路，所以，贵于通畅。如果经络阻滞不通，就会产生疼痛等症，这就是中医所说的“不通则痛，通则不痛”的理论。脑血管通畅了，脑部供血就充足，就能达到头脑清醒的作用。其次是协调阴阳，促进睡眠。人体表里内外，上下各部，以及物质与机能之间，必须保持在经常的阴阳协调状态之中，才能维持正常的生理活动。《黄帝内经·素问·生气通天论》曰："阳强不能密，阴气乃绝。阴平阳密，精神乃治。阴阳离决，精气乃绝。"这说明阴阳相对协调是一种身体健康的表现。疾病的发生过程，则是本来阴阳相对协调的生理活动，因某种原因失调所导致。特别是失眠现象更是如此。只要阴阳协调了，生理、心理都得到了平衡，睡眠也就正常了。

二、导引对心血管系统的治疗作用

舒心平血，调整血压。导引对冠心病、心跳过速、高血压、低血压和心血管系统等疾病有很好的防治作用。

近 10 年以来，笔者先后对二百多名患者进行过导引功法的治疗。其结果证明，总有效率达 93%。他们都说，"这真是难得的功法"。它的原则有以下几个方面：①紧者给之以松，挛者给之以舒。精神紧张，情绪激动，小动脉痉挛，是发生冠心病、高血压等心血管疾病的重要诱因。由于思想压力大，长时间的过度的情绪紧张，使大脑皮质和神经失调，植物神经功能紊乱，交感神经功能亢进，而造成小动脉痉挛，外周阻力加大，导致血压增高。如果经常导引，导势行气，就能够刺激"心手少阴"之经，使其得到通畅，使其经络紧给以松，挛给以舒。②阻者给以通，淤者给予导。经络阻隔，气滞血淤，是高血压、心脏病以及心血管病的犯病主因。

经络与脏腑相联，其外面与支节相关，是气血运行的道路。在正常的情况下，气血在经络中是畅通无阻的，可以流行到身体的各个部位，以供应身体的正常行为。如果因经常不运动和身体老化等原因，使经络发生阻滞或淤聚，其气血的运行就会淤滞不畅，从而就会在所属的脏腑中发生病变。这也是中医理论患病的病理。它认为，人体五脏六腑，都有自己的经脉，每条经脉都有各自的行动路线。属心脏的有两条，一条是手少阴心脉，另一条是手厥阴心包经。常练导引气功，就会使这两条经络得以改善，从而达到“阻者给以通，淤者给予导”的目的。

三、导引对肺的治疗作用

常练导引，能够防治慢性气管炎、肺气肿，以及伤风感冒等呼吸系统疾病。笔者曾对 100 例患者（其中气管炎 40 名，肺气肿 20 名，肺结核 5 名，伤风感冒35 名）进行过试验，其中体温在 38℃以下者不吃药，完全靠导引练功治疗，其有效率达 90%，有显著效果的达 50%。

其治疗原则主要有以下几点：

①慢性气管炎大都是因伤风感冒引起的，而肺气肿又是因慢性气管炎治疗不及时而得。所以，预防感冒是预防一切呼吸系统疾病的根本良方。而导引能够增加免

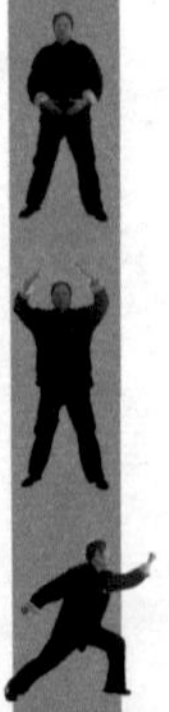

疫力，有预防感冒的功能。

②从经络上说，呼吸系统疾病的发生，主要是手太阴肺经因不锻炼或某种原因而导致凝聚不通。《黄帝内经·灵枢·经脉篇》中说，手太阴肺经，起于中焦胃腑，下络大肠，还绕胃上口，上膈，入属肺；再自喉部横出腋下，沿上臂内侧向下行于手少阴心经和手厥阴心包经的前面，下达手弯中，沿着前臂内侧桡骨的下边，进入寸口，上鱼际，出于大指桡侧末端。旁支，从手腕后面，一直走向食指桡侧末端。所以，全经络共经过中府、云门、天府、侠白、尺泽、孔最、列缺、经渠、太源、鱼际、少商 11 个穴位。

“经络所过，主治所及；脏腑所属，主治所为”。而练习导引时，其气，其势，对肺经产生了“势到气通”的作用，当然就能够治疗呼吸系统的疾病。

四、刺激穴位和松解肌肉的治病方法

导引对刺激穴位、松解肌肉有它的独到之处。导引动作有很多是以指按、拍打等刺激穴位，最有趣的是利用缠丝和转头照样能够起到点穴的作用。比如，位于第七颈椎和第一胸椎的棘突间，是六阳经脉的聚会点。而定喘穴（也叫治喘穴），在大椎穴左右处旁开五分处。所以，导引的转头动作，使定喘穴得到刺激，转的幅度越大，受刺激的强度也随之增大。故中医理论认为，刺激定喘穴和大椎穴，有退烧止疟、宣肺平喘、益气通阳等作用。所以，八段锦中有“五劳七伤往后瞧”的动作。

五、导引对消化系统的治疗作用

由于工作压力大，饮食不规律，思虑过度（因为思虑伤脾，伤脾则饮食不周）等原因而造成的消化系统疾病，包括便秘、痔疮、肠胃炎、十二指肠溃疡、胆囊炎、糖尿病等。由于这些疾病的影响，使吃进的食物得不到充分的消化和吸收，久而久之，就会引起高级神经活动障碍及营养代谢障碍，给人体带来很大的痛苦。而导引的功法中特别强调提肛吊裆和细、均、长的腹式呼吸方法，并且，动作与呼吸还要协调一致，才能达到增强腹内压力，促进肠胃蠕动，消除肝脏淤血，促进血液循环，从而便于排便，加速胆汁排泄，有效地治疗消化系统的疾病。特别是对治疗二型糖尿病更有特效。

六、导引对颈、背、腰、臂、腿的治疗作用

颈、腰、肩、膝、肘等关节的疼痛，甚至以疼痛为主要症状，并伴有淤血、肿胀、肌肉痉挛以及软组织黏连、肌腱滑脱等，其治疗方法，非按摩、导引莫属。

疼痛是一种较为特殊的感觉，这与生理、病理及心

理因素有很大的关系。而任何一种刺激（比如力、热、酸碱度、渗透压……），只要超过一定的限度，就会引起神经的刺激，那就是疼痛的感觉。而这种感觉就是人们所说的“痛阈”。因此，疼痛有两个方面，一方面是伤害性刺激量的高低，而另一方面是机体对伤害性刺激的敏感程度。导引、按摩，既能降低伤害性刺激，又能降低机体对伤害刺激的敏感性而发挥止痛作用。所以，导引能产生舒筋壮骨的效果。它的治病特点主要是：

①粘者给予分。由于长期从事一种工作，或是重复一个动作，就会造成身体的局部关节和肌肉力量失调，致使紧张的肌肉始终紧张，放松的肌肉始终放松，如此超过一定时间，就会引起血液循环障碍，使新陈代谢受到影响，加之风、寒、暑、湿、燥、火的侵袭，就使那部分肌肉的弹性降低，从而形成粘连。这些粘连组织就会刺激和压迫其周围的神经而产生疼痛。比如，现代社会是网络社会，计算机已经进入到大部分人的家庭，如果用鼠标的时间太长，就会造成手、臂疼痛，这就是“鼠标肘”和“鼠标手”。特别是“五十肩”的形成，大多是肌肉的粘连。所以，就得粘者给予分之，而导引的动作就能够“粘者给予分”。

②弱者给予强。每一个人的体质情况都不同，或多或少的都存在着薄弱环节，当受到不适应的外界影响时，就可能受到肌肉损伤。由于治疗不及时、不彻底或是功能锻炼不当，使受伤肌肉、黏膜组织以及关节的完

整性遭到破坏，就会产生疼痛。导引则在疼处加强对其锻炼。比如，二头肌和三头肌缓慢用力牵拉，就有助于弱者给予强，从而达到治疗的目的。这就是弱者给予强的方法。

③僵者给予松。颈、肩、腰、腿疼的患者，大多对痛处着意保护，不敢动弹。这样时间一长，关节的活动功能减退，就出现了僵硬现象。而导引的某些动作，能够僵者给予松，是治疗僵硬的最佳良方。

七、导引对脑中风的治疗作用

大家都知道，脑中风、半身不遂是让人最苦恼的病症，甚至有生不如死的感觉。患此病的主要原因是饮食过剩、遗传和运动量不够而造成的。

随着社会的发展和科学技术在各个领域的应用，人民生活水平大大的提高，但很多人运动量也显著减少。华佗说："水流不蠹，户枢不朽。"毛泽东说："生命在于运动。体育者，乃人生之道也。"人光吃不动，就会生长浊肉，增加心脏压力，随之血压增高，造成血管堵塞，从而使中风发生的几率大增。而解决中风的方法主要有两个：首先，不治已病治未病。一是合理运动，多做气功导引，因为导引是治疗中风的好方法；二是合理饮食，少肉多素。其次，中风后合理恢复，病好之后合理运动。在中风的恢复期间，很重要的就是恢复锻炼，这就要看是怎么锻炼了。当然，一种非常好的锻炼方法，就是导引、气功。

八、导引对妇女病的治疗作用

女子到 14 岁时，身体逐渐发育成熟，经血每月来潮一次，称为“月经”。到 49 岁左右，生育功能逐渐衰退(谓气血衰)，月经即停。故古人对月经规律的总结：“女子二七而经血通，七七而天癸绝。”而气分对月经的正常与否有着很大关系。如女子的气分错乱，正气则不能固，对月事就会失去调控的能力，而导致月经周期的失常，如期不至或是每月多次来潮；或因气分阻滞，血亦随时受到阻止，造成经络堵塞，血淤不行，遂至经闭。该病有多种症状，有的腰酸腿疼，有的目眩头晕，还有的全身无力等，给日常生活带来了很大的不幸。古老的中医理论认为：“气为血之帅，血为力之母，气至血行，血行力盈。”故此，王雅儒的《脏腑图点穴按摩疗法》曰：“治疗妇女疾病，莫过调气为先。”导引功法，是我国古老的宝贵文化遗产，是行功导气的好功法，确实是妇女疾病的克星。

第二章 气 功

气功是我国的古老文化遗产，几千年来，人们都以气功来治病、健身和养生，有很强的生命力。《气功按摩和导引治疗处方》所采用的气功是少林内功心法——易筋经。练好易筋经，是搞好气功按摩的基本保证。根据笔者的实验，此功法确实是得气快，健身性强的一种好功法。

第一节 易筋经内功心法

易筋经内功心法目录

易筋经内功心法图解

第一段　正身式

1. 预备势

延王秘匙：定。

延王心要：定气和神，止念收心。
自然呼吸，吐浊纳新。
渐行渐入，由松至紧。
疏通筋脉，启动元真。

动作说明：

两脚并步直立；两掌向下垂于身体两侧；目微视前方；收腹直腰；舌顶上腭，牙齿微闭；腹式呼吸；调息 9 次以上。（图 2–1）

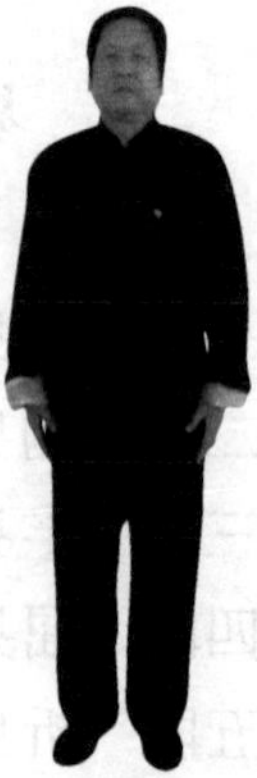

图 2–1

2. 环拱立势

延王秘匙：环。

延王心要：十趾抓地，垂脊通天。

眼鼻与胸，三视一线。

双臂环拱，提肘沉肩。

手心相印，真气流转。

动作说明：

①承上势，两脚开立，与肩同宽；两臂屈肘，同时两掌向外、向下、向内、向上托于小腹的前上方，双掌心向上；目光微视前方。然后调气 3 次。（图 2–2）

②承上势，两掌向内、向前、向下划圆使掌心朝下。（图 2–3）

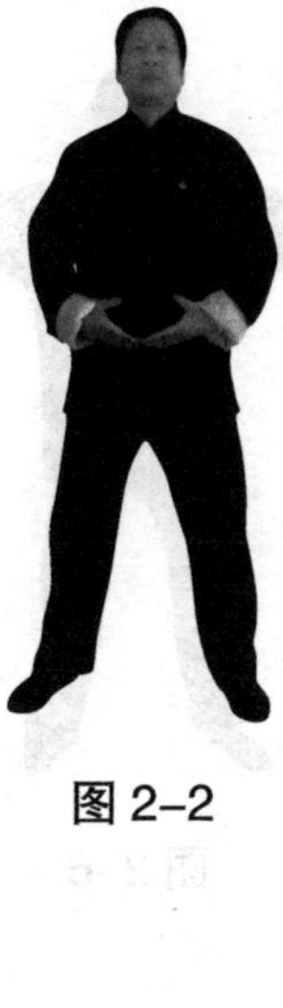

图 2–2

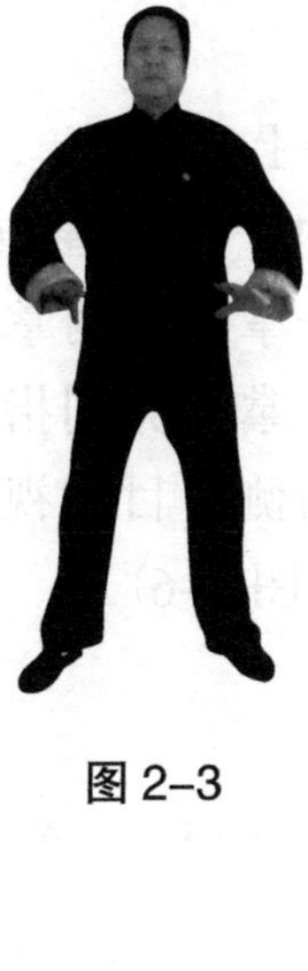

图 2–3

③承上势，两掌向上托于腹前，掌指相对。（图2–4）

④承上势，两掌向上托于胸前，掌心向上；目微视前方。（图2–5）

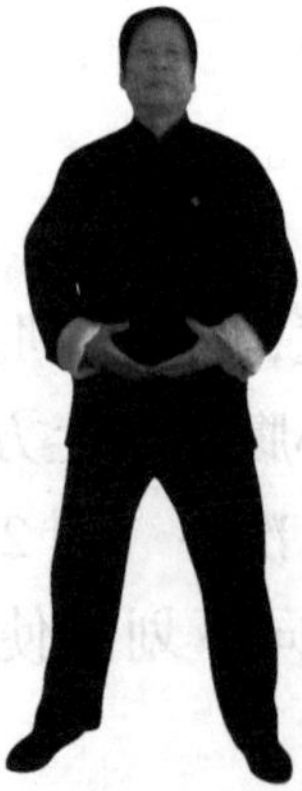

图2–4

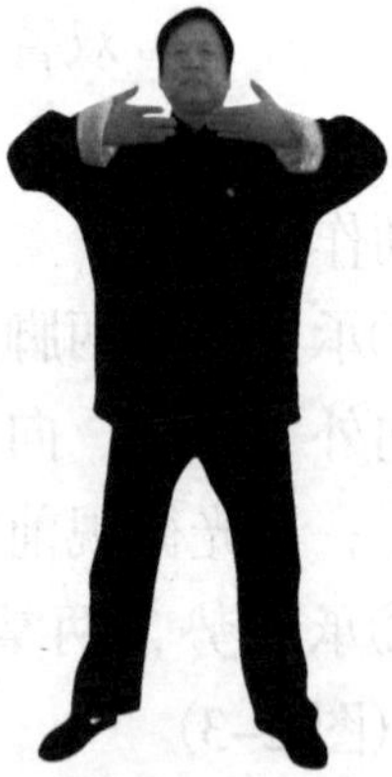

图2–5

⑤上动不停，两掌向内、向外翻转，同时分掌，使两掌心朝下，掌指分别指向左右两侧；目微视前方。（图2–6）

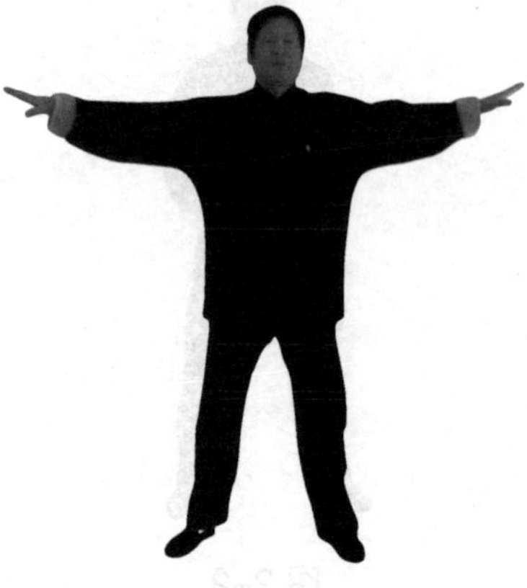

图2–6

⑥接上势，两掌向内合掌于胸前，左掌在下，右掌在上；目视前方，不出一尺。调息3次。（图2–7）

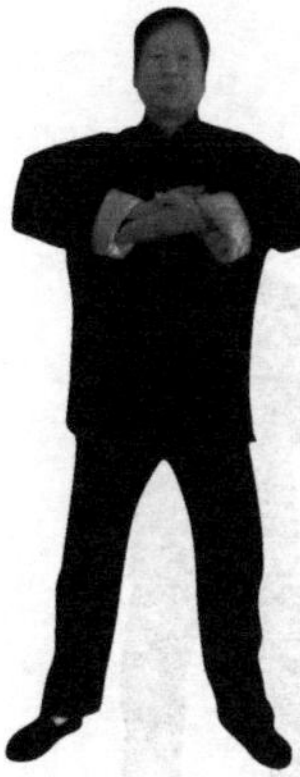

图2–7

所起作用：

启动真气，上下相通。气定神连，周身放松。

3. 献杵起功势

延王秘匙：架。

延王心要：双手合十，逆向划圆。

附身引手，导气上旋。

顺势收功，气流一线。

盘肘高架，合掌归元。

动作说明：

①承上势，两手合掌于腹前；目微视前方。（图2–8）

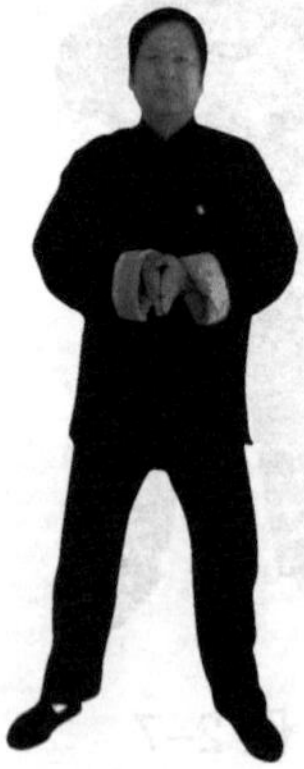

图 2–8

②两脚开立，略宽于肩，同时弯腰俯身，两掌合实，向内、向下穿引。（图 2–9）

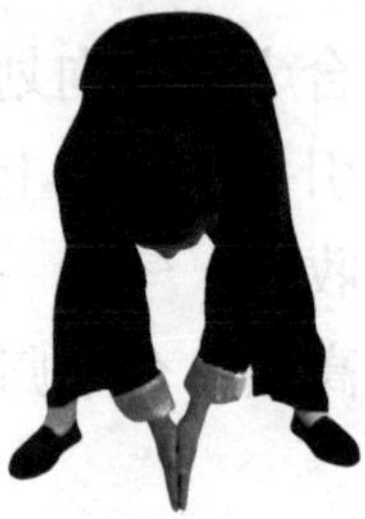

图 2–9

③上动不停，身体挺直，吸气一口；使合掌合于头的前上方；目微视前方。调息 3 次。（图 2–10）

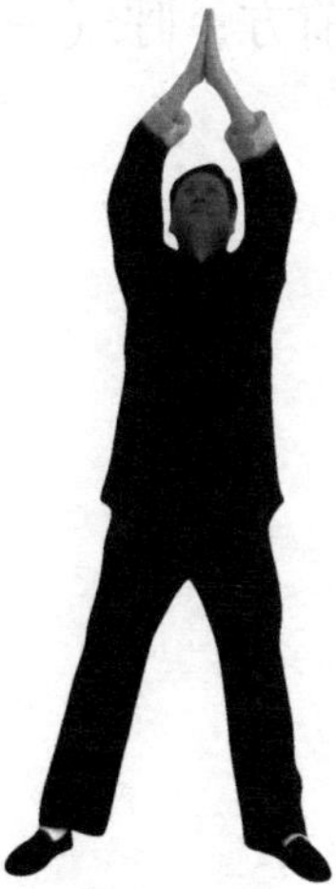

图 2–10

所起作用：

吸气下行，引至督脉，逆流直上，导至双掌。

4. 青龙献爪势

延王秘匙：折。

延王心要：两手内收，收至极处。

然后前推，推至极处。

两臂平肩，立掌直腕。

掌梢后折，掌底前欺。

动作说明：

①两掌合于胸前，目微视前方。(图 2–11)

②两肘向左右掰至极点，两掌随之旋摆至胸前，两掌掌心向前；目微视前方；呼气一口。(图 2–12)

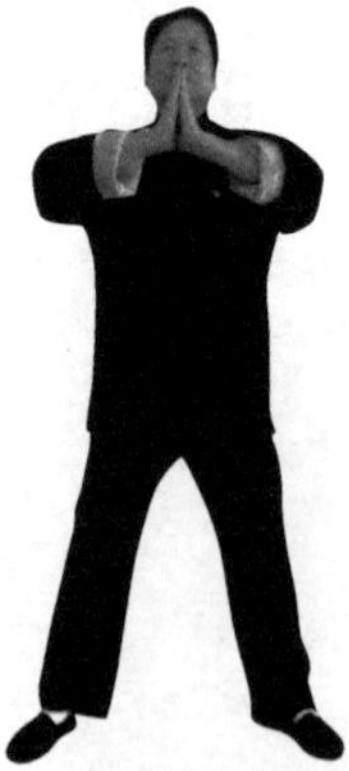

图 2–11

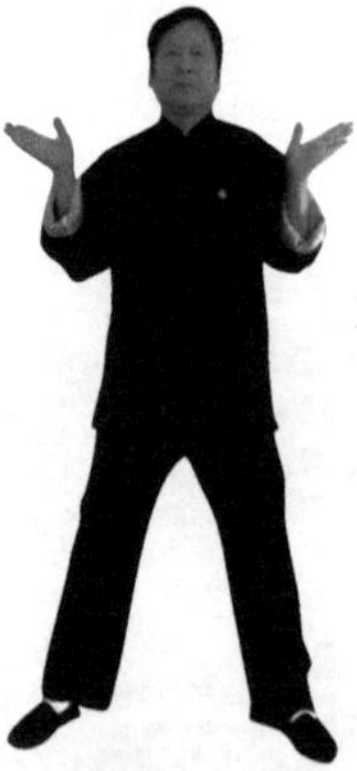

图 2–12

③接上势，两掌向前推出，掌心向前，掌指向上；目微视双掌。调息 3 次。(图 2–13)

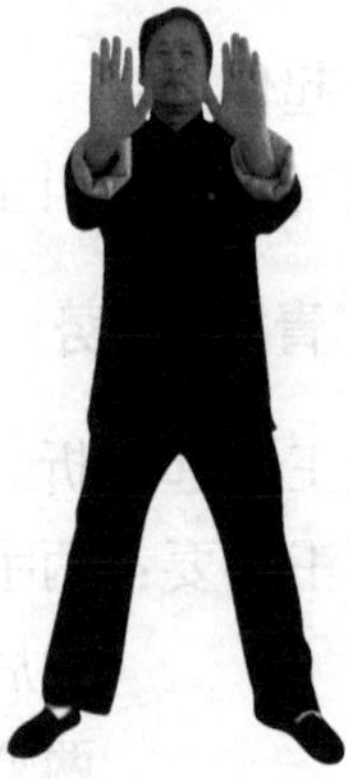

图 2–13

所起作用：

气随两掌推出，双掌劳宫带气。

吸背呼腹顺序，直腰塌背不屈。

5. 白鹤亮翅势

延王秘匙：舒。

延王心要：两手内收，收至极处。
两手前推，推至极处。
两臂平肩，掌立腕直。
掌梢后折，掌底前欺。

动作说明：

①屈两肘，收双掌于胸前，两掌停于胸前，使两掌心朝上；吸气一口；目微视前方。（图 2–14）

②接上势，双掌向左右推出，掌心向外，掌指向上；目微视前方。调息 3 次。（图 2–15）

所起作用：

同上势“青龙献爪势”。

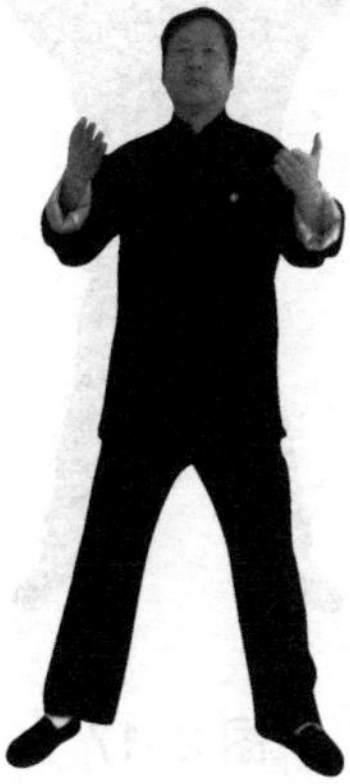

图 2–14

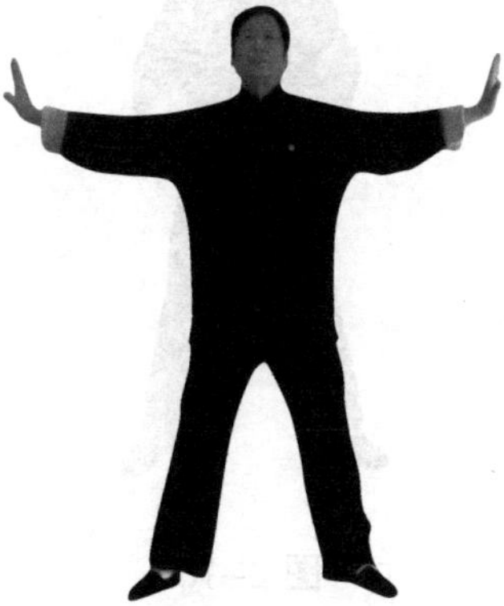

图 2–15

6. 双手托天势

延王秘匙：拔。

延王心要：十趾抓地，双脚如钉。
两手上拔，力贯千钧。
根梢着力，身体放松。
拉开筋脉，气穴畅通。

动作说明：

①承上势，两掌收于腹前，掌心朝上，掌指相对；目微视前方；呼气 1 次。（图 2–16）

②接上动，两掌向上托至胸前，掌心向下；目视前上方。（图 2–17）

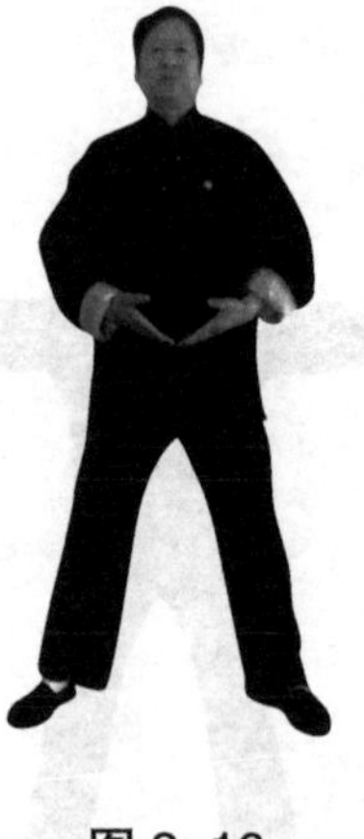

图 2–16

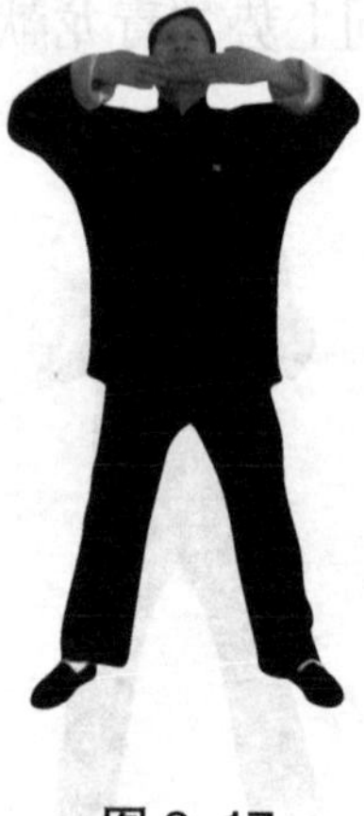

图 2–17

③承上势，两手向前上翻掌上托，掌心向上，掌指相对；目光跟手，头随目抬；呼吸1次。调息3次。(图2–18)

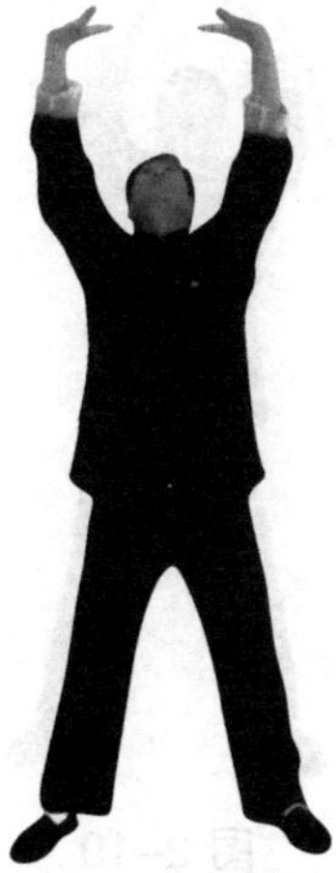

图2–18

所起作用：筋脉相通，开胸理肺。气至泥丸，两掌上推。

7. 龙探右爪势

延王秘匙：束。

延王心要：青龙探爪，手伸极处。
力发指尖，气行左右。
双臂环抱，如绳拉束。
大开大合，自通门户。

动作说明：

①接上势，两掌内旋，掌心相对置于头的前上方；目视双掌。（图 2–19）

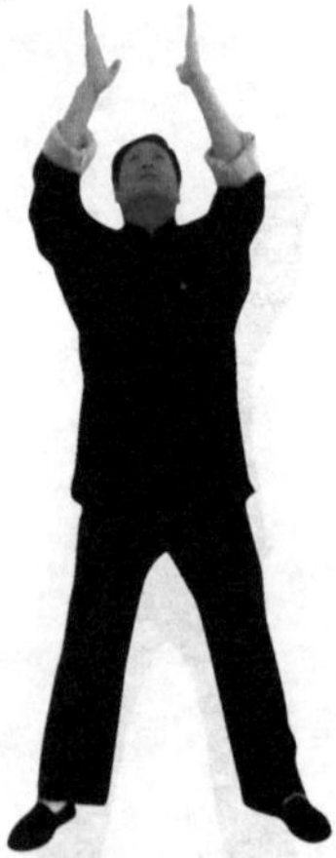

图 2–19

②接上势，两掌内转，同时向下置于胸前，使两掌心相对，相距半尺；目微视前方；呼吸 1 次。（图 2–20）

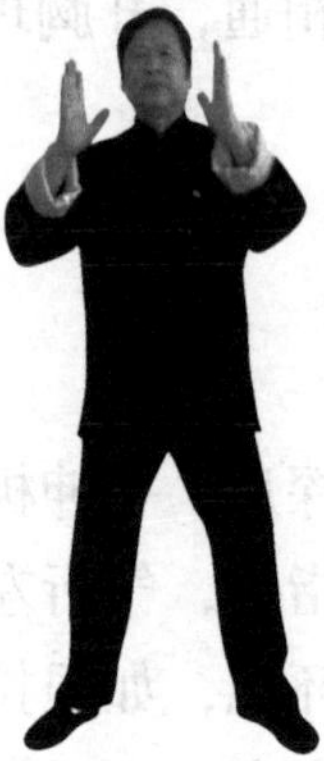

图 2–20

③两掌左右交叉伸出，右手在上向左，掌心朝下；左手向右，掌背贴于右肋骨处；目视右掌。把肺中的气完全呼出，然后调息 3 次。（图 2–21）

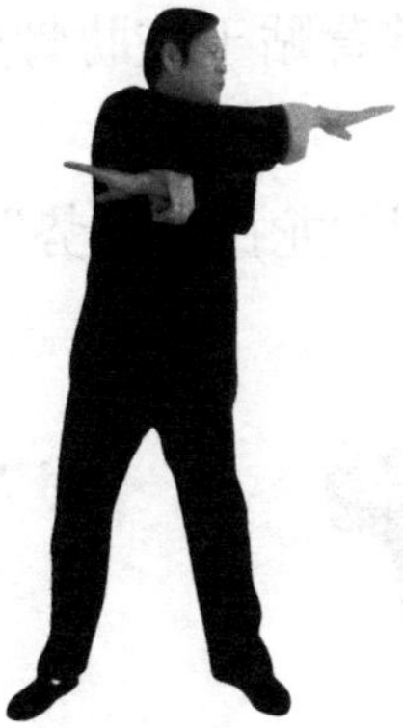

图 2–21

所起作用：浊气呼出去，清气吸进来。胸背都练到，股肱不例外。

8. 龙探左爪势

延王秘匙：柬。

延王心要：与“龙探右爪势”相同。

动作说明：

①两掌变拳，回收于胸前，拳心朝下；目视前方；吸气。（图 2–22）

②步型不变，左拳变掌，通过右臂上方向右侧穿出；右拳变掌，掌背贴于左肋骨处；目视左掌；呼气。（图 2–23）

所起作用：同“龙探右爪势”。

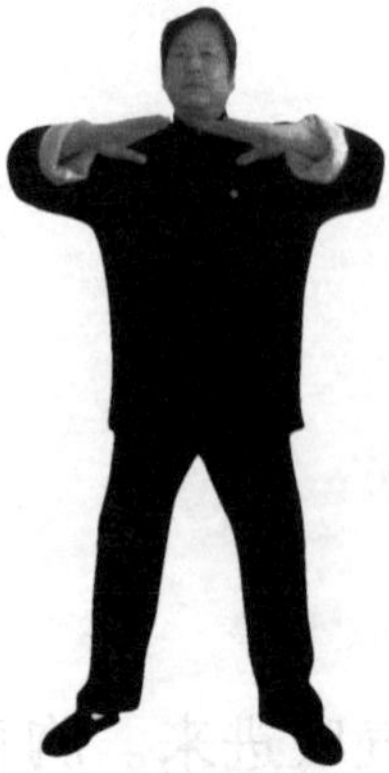

图 2–22

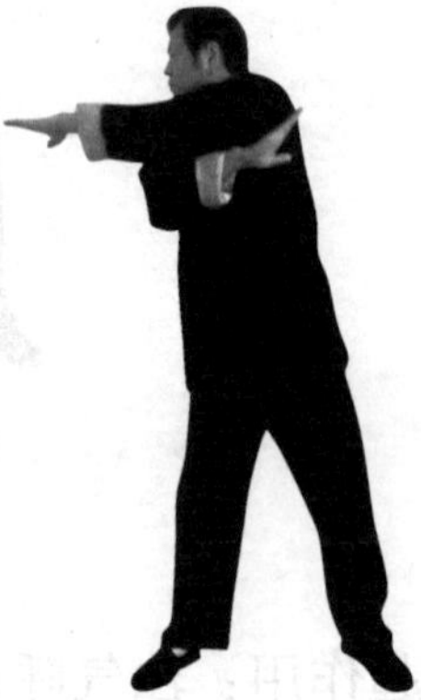

图 2–23

9. 一团和气势

延王秘匙 ：化。

延王心要：双手内收，导气归心。

大呼大吸，龙行虎奔。

十指抱圆，一团和气。

外松内紧，化气生精。

动作说明：

①左右两掌同时收于胸前变拳；使两拳心向下；目微视前方。（图 2-24）

②两拳变掌同时向左右分掌，使两掌心向下；目微视前方。调息 3 次。（图 2-25）

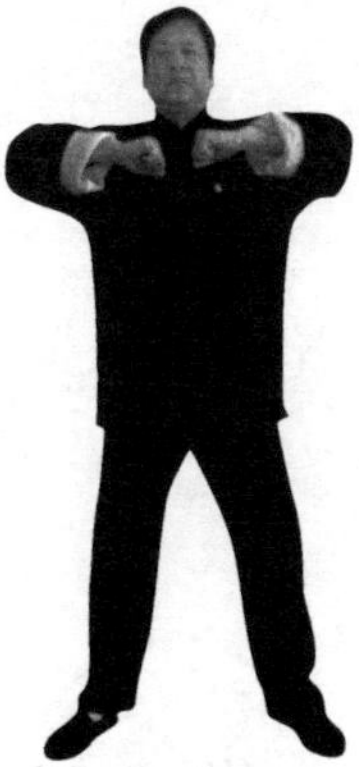

图 2-24

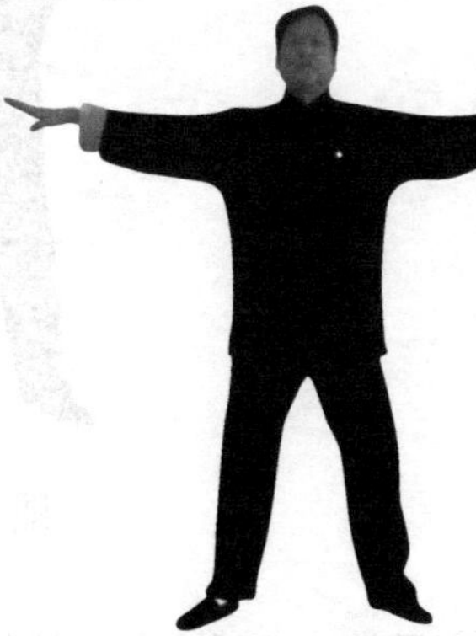

图 2-25

所起作用：收掌于前，气意绵绵。分掌扩胸，练气上行。

10. 仰面朝天势

延王秘匙：提。

延王心要：十趾挂地，合掌朝天。
昂头收尾，提气上旋。
根梢着力，天地通关。
气流海底，直达泥丸。

动作说明：

①两臂内旋使两掌内翻，两掌心朝外；目微视前方。（图 2–26）

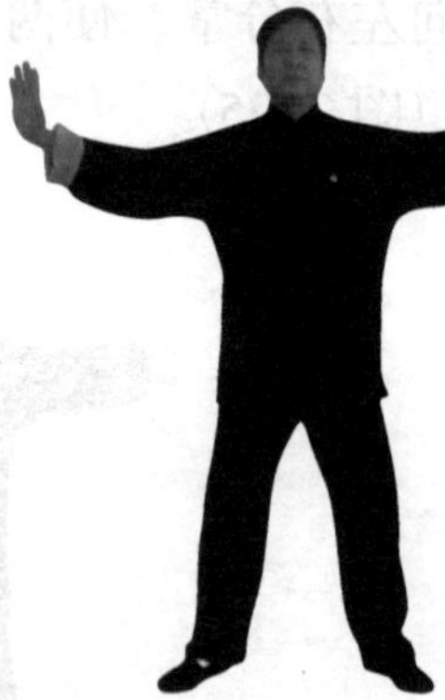

图 2–26

②两掌合于胸前；目微视前方。（图 2–27、图 2–28）

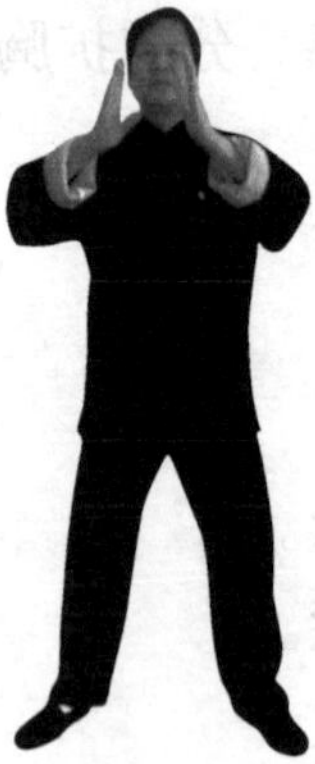

图 2–27

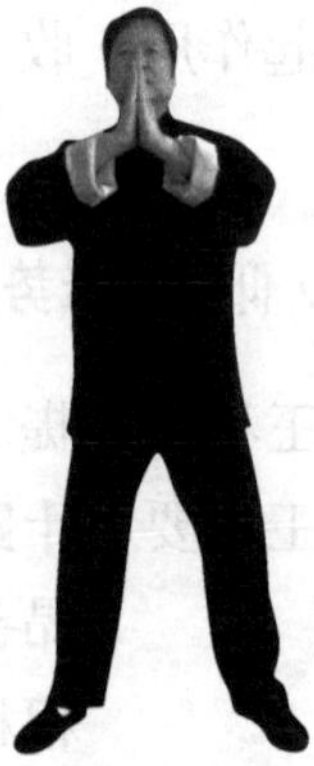

图 2–28

③两脚跟抬起，身体后仰；两掌向上立于面上；吸气一口。（图 2–29）

④脚跟落地，使身体直立，两掌附于腹前；目微视前方。（图 2–30）

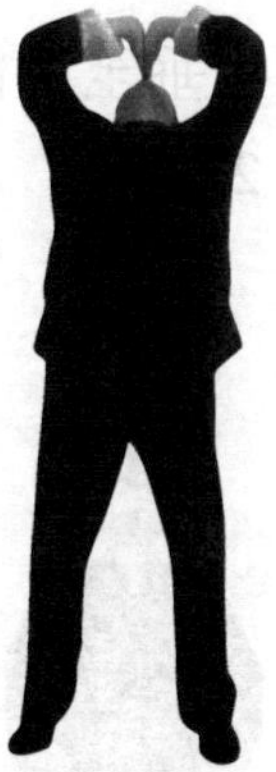

图 2–29

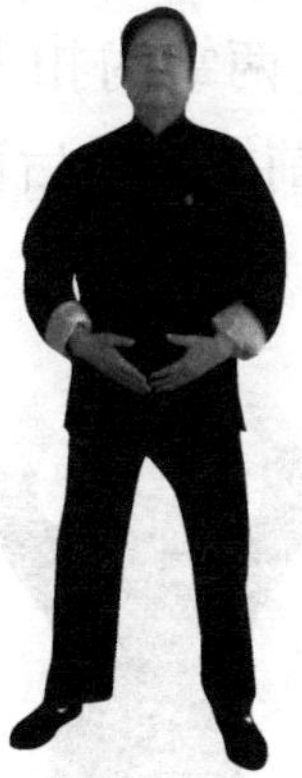

图 2–30

所起作用：

脚跟离开地，吸使气上行。

绕过泥丸后，下到任脉中。

能够使其气通过泥丸，向下沉于丹田。

11. 收势

延王秘匙：收。

延王心要：起于真元，归于真元。

行动调息，收功还原。

身体放松，筋脉畅通。

均匀呼吸，回归自然。

动作说明：

①两掌向上托于面前，掌心向下；目微视前方。(图 2–31)

②两掌内扣下按至小腹前，然后垂至身体两侧；目微视前方。然后调息 3~9 次。（图 2–32）

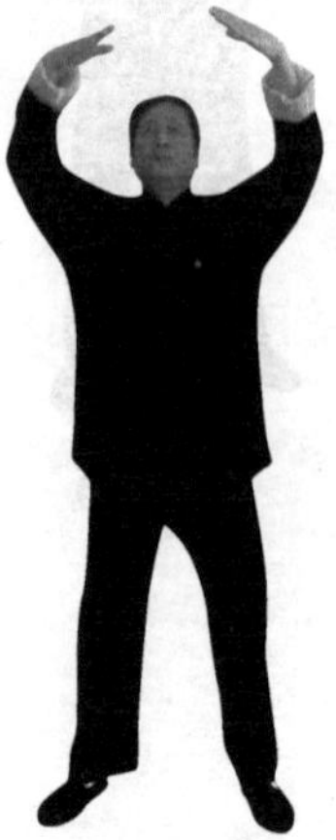

图 2–31

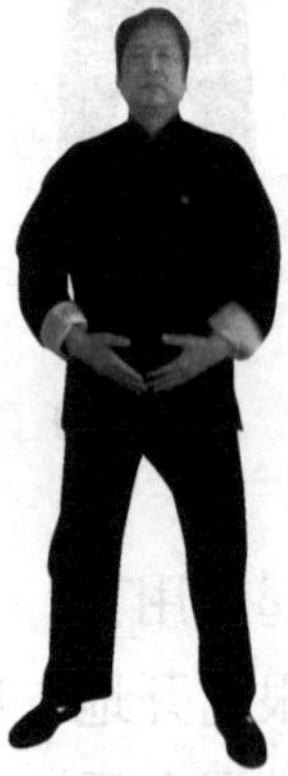

图 2–32

所起作用：调整气息，周身放松。有劳有逸，气不得壅。

记忆歌：开势凌空站，躬身掌前收。推开下上前，左右开合完。

第二段 侧身式

1. 预备势

延王秘匙： 定。

延王心要：定气和神，止念收心。
自然呼吸，吐浊纳新。
渐行渐入，由松至紧。
疏通筋脉，启动元真。

动作说明：

①同第一段预备势， 两脚并步直立。（图 2–33）

②两掌向外、向前相向划圆附于丹田处，形成两臂成大圆，两掌成小圆之势；两眼微视前方。调息 3 次。（图 2–34）

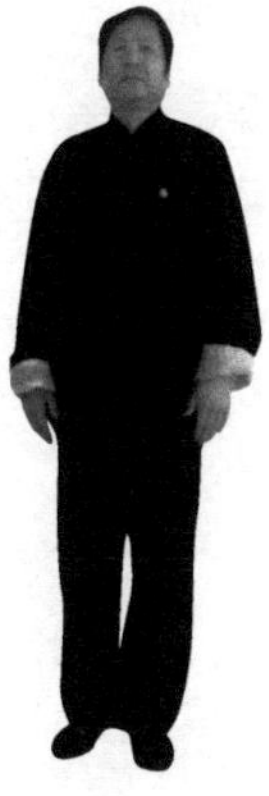

图 2–33

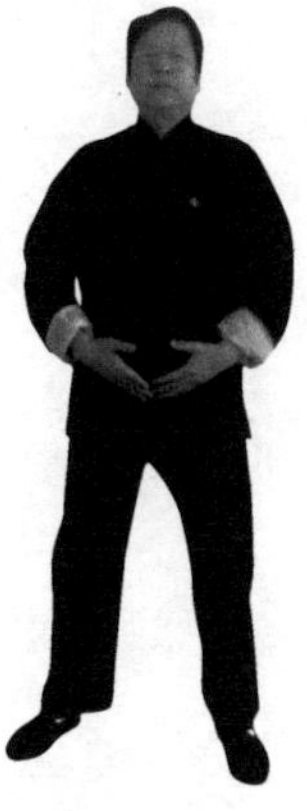

图 2–34

2. 独臂擎天势

延王秘匙：拉。

延王心要：双脚站立，身体平衡。

目随手走，手引气旋。

两手分开，上下一撑。

上拔下坠，气息绵绵。

动作说明：

①左手向前、向左、向后摆动；同时，右手向右前方开拉前摆至头的上方亮掌，掌心向上。眼随右掌。(图 2–35)

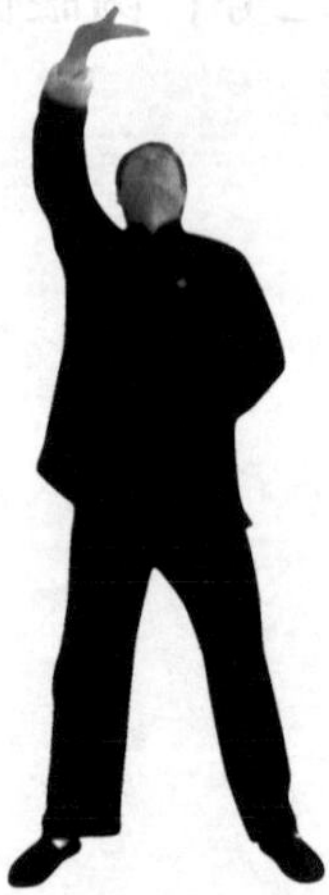

图 2–35

②上动不停，左手向后背于后腰部；同时右手向下落至颈后；吸气，目微视前方；呼气一口，然后调息3次。（图2–36、图2–36附图）

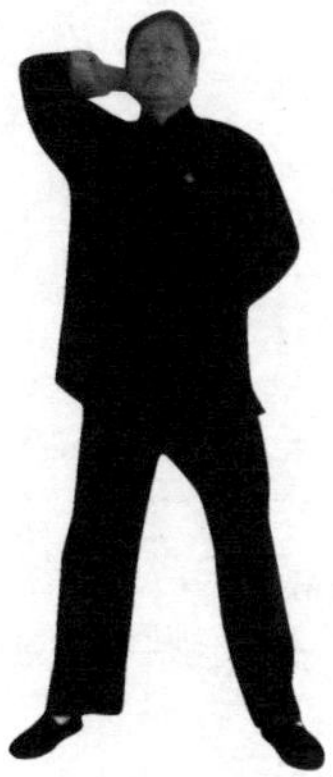

图2–36

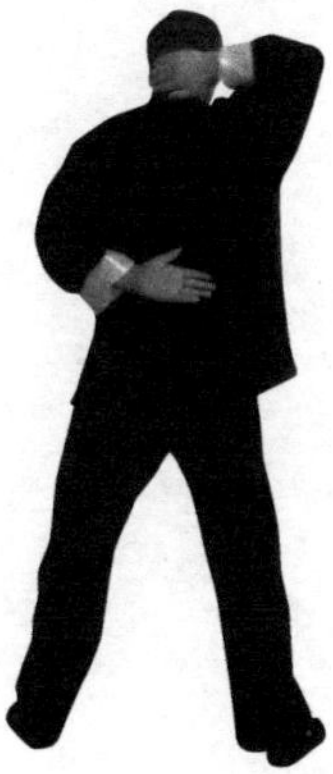

图2–36附图

所起作用：调解脾胃功能，拉伸臂腿经络。带脉得以畅通，上下阴阳相合。

3. 九鬼拔刀势（右势）

延王秘匙：扭。

延王心要：脚趾抓地，扎稳根基。

扭至极处，旋至极时。

上下扭转，一紧一松。

易筋错骨，脑脊灵通。

动作说明：

①身体向左后方扭转到极点；眼随身转；呼气。(图 2–37)

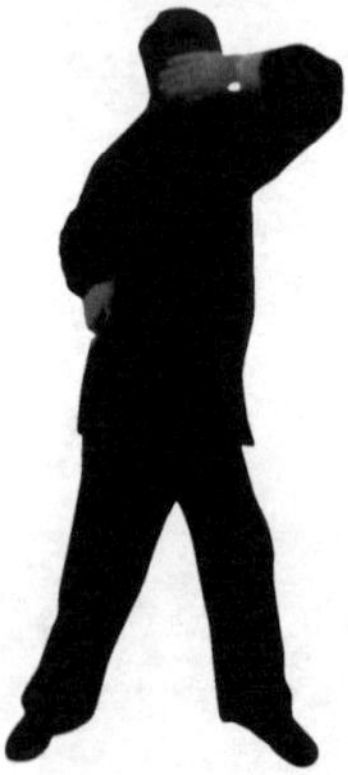

图 2–37

②身体向右转回；目微视前方。（图 2–38）

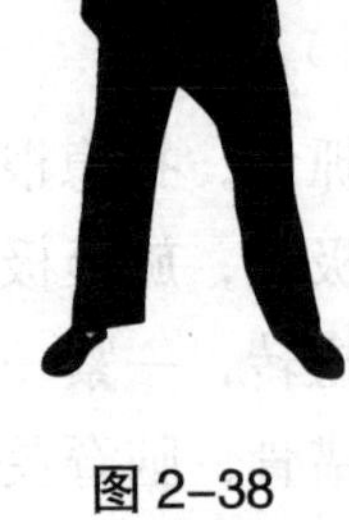

图 2–38

③身体向左转到极点；眼随身转。（图 2-39）
④身体再右转回；目微视前方。（图 2-40）
⑤身体再向左转到极点；眼随身转。（图 2-41）

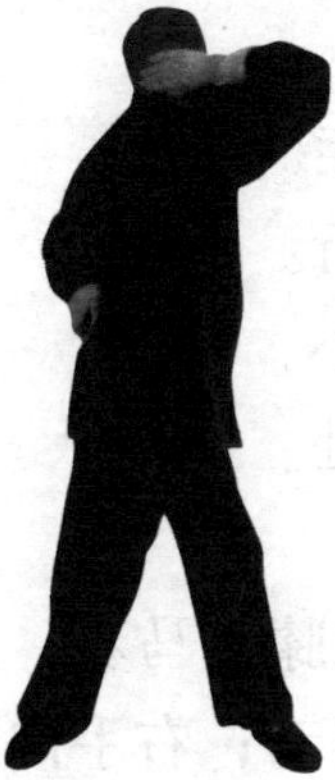
图 2-39

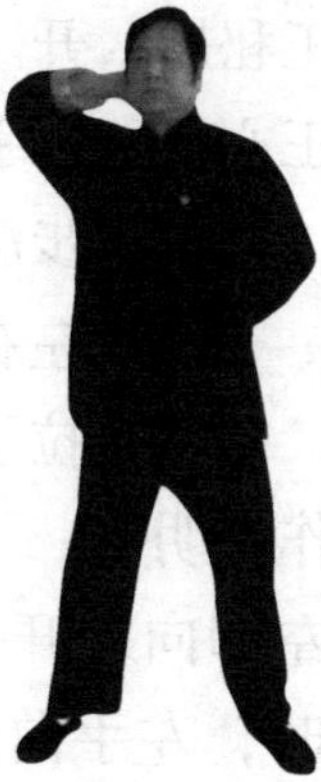
图 2-40

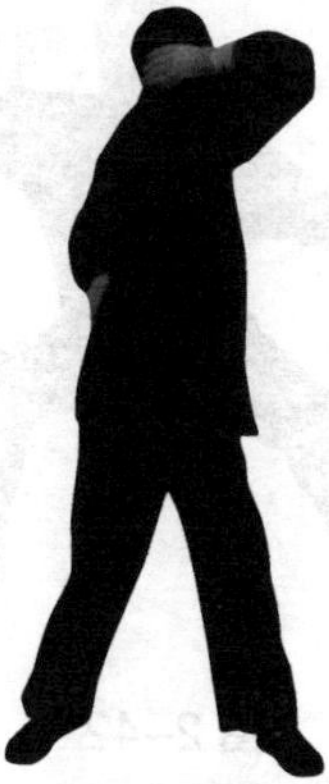
图 2-41

所起作用：天柱旋转，带脉得练。脊背得输，功力可见。

4. 开弓打蛋势（左势）

延王秘匙：开。

延王心要：双手配合，目随手走。

步法随行，身法随行。

左右开弓，力发于心。

拉至极处，推至极处。

动作说明：

①左脚向左开一大步，两腿屈膝成马步；身体右转，同时，左手向前、向左弧形摆动；右手向下、向右、向左前方向弧形摆动；眼视前方。（图 2–42）

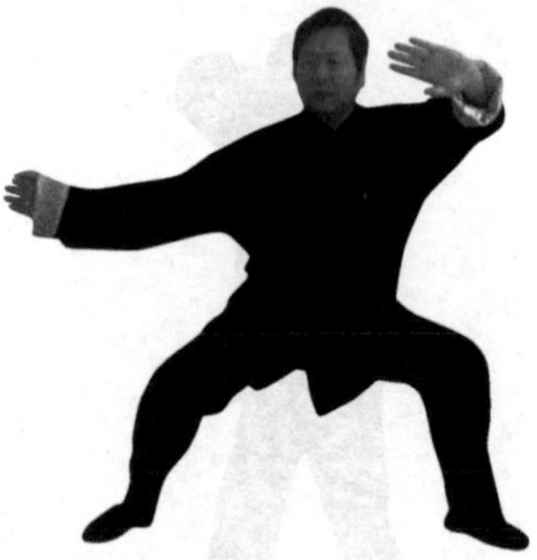

图 2–42

②紧接上势，左腿屈膝半蹲，右腿挺膝蹬直，成左弓步；同时左手变拳，屈臂抱于左腰侧；右手变掌摆于左前方；目视右掌。（图 2–43）

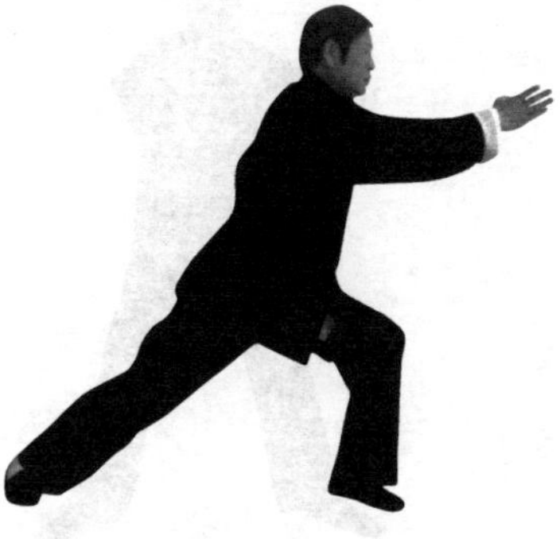

图 2–43

③两腿屈膝半蹲，身体向右转 90°，成马步；同时右掌变拳摆至头的右上方，拳心朝前；左拳向左前方冲出，拳心朝下；目视左前方。（图 2–44）

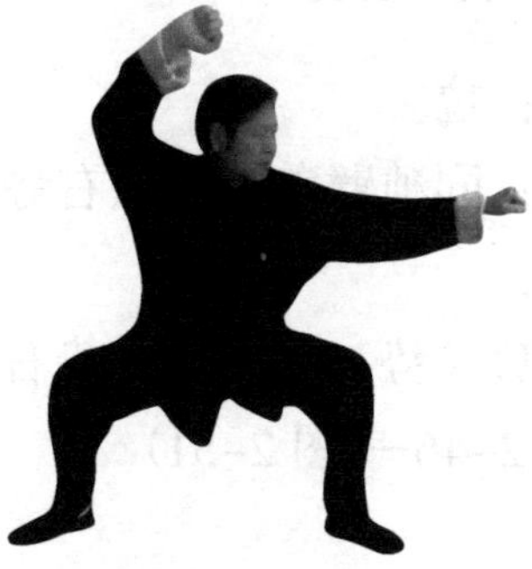

图 2–44

④两腿直立，双臂屈臂合掌于胸前；目微视前方。调息 3 次。（图 2–45）

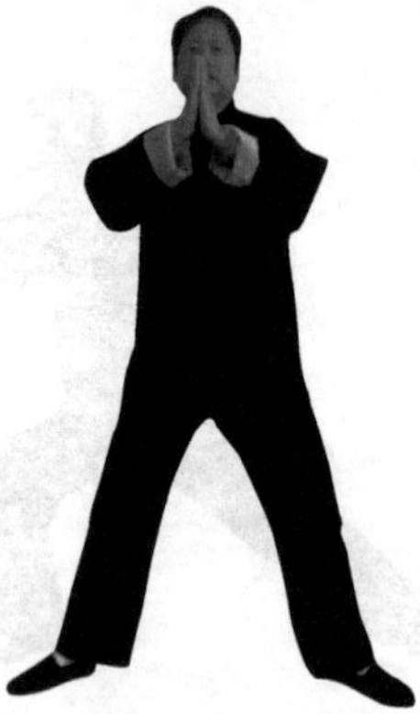

图 2–45

所起作用：增加腰腿力量，疏通掌足之气。浊气排出体外，清气吸入丹田。

5. 独臂擎天势（左势）

延王秘匙：拉。

延王心要：同独臂擎天势（右势）。

动作说明：

独臂擎天势左势与独臂擎天势右势动作相同，唯左右相反。（图 2–46—图 2–51）

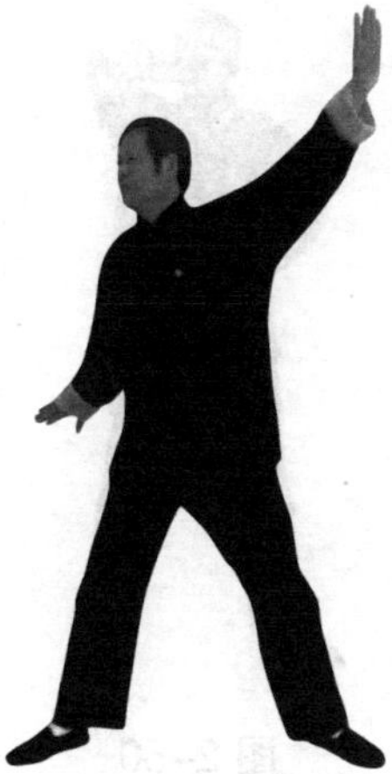

图 2-46

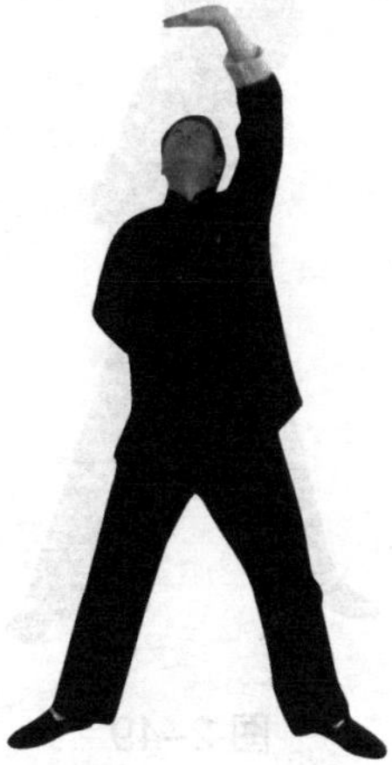

图 2-47

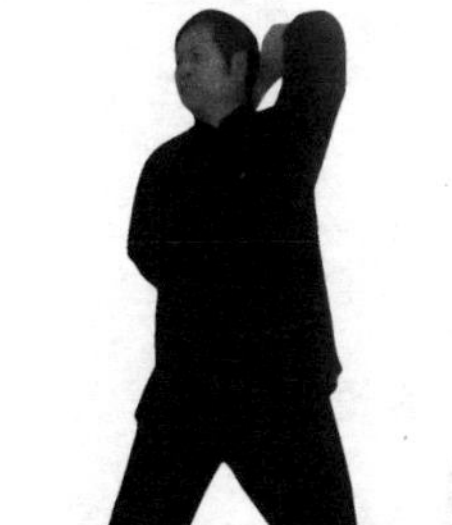

图 2-48

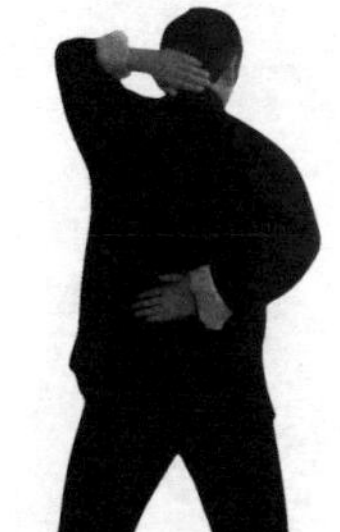

图 2-48 附图

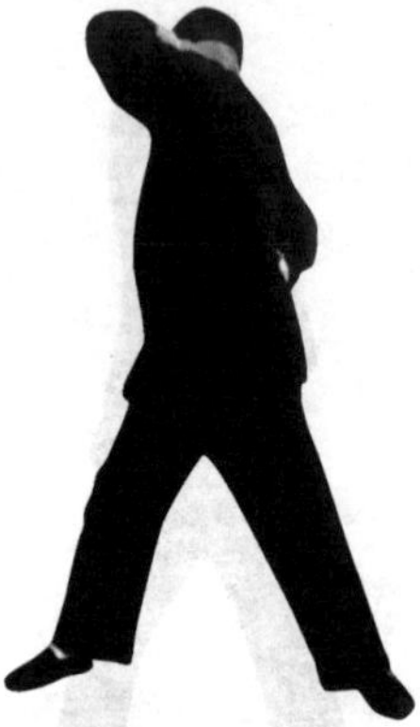

图 2-49

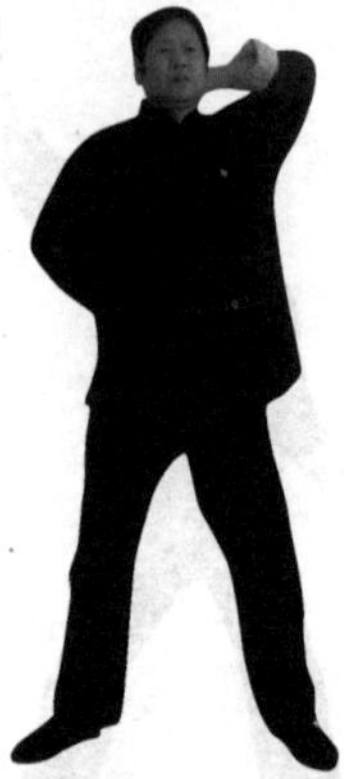

图 2-50

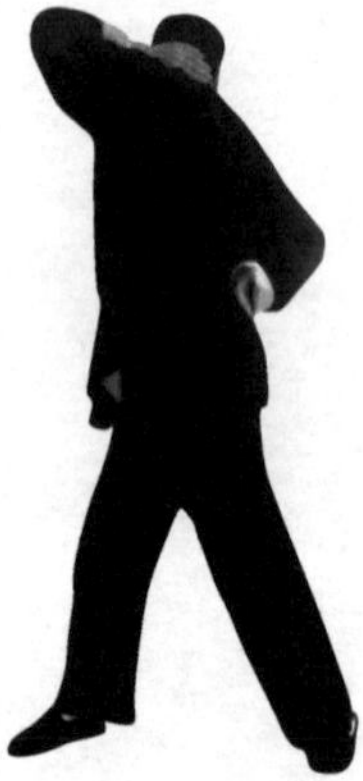

图 2-51

6. 九鬼拔刀势（左势）

延王秘匙：扭。

延王心要：同九鬼拔刀势（右势）

动作说明：

九鬼拔刀势右势与九鬼拔刀势左势动作相同，唯左右相反。（图 2–52 — 图 2–54）。

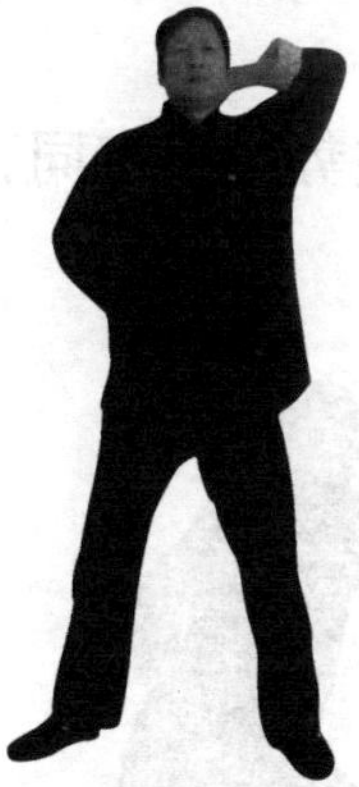

图 2–52

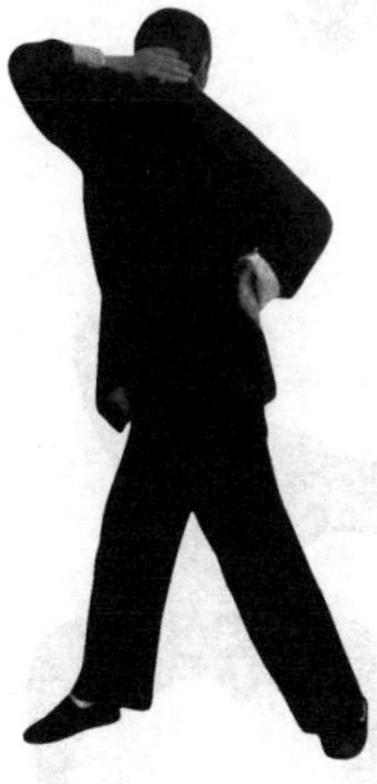

图 2–53

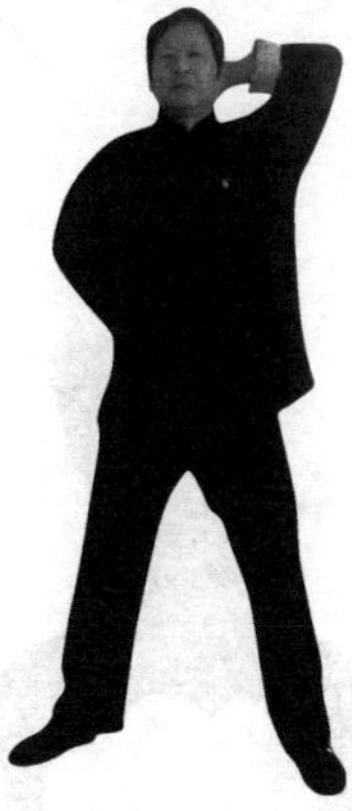

图 2–54

7. 开弓打蛋势（右势）

延王秘匙：开。

延王心要：同开弓打蛋势（左势）。

动作说明：

与开弓打蛋势左势动作相同，唯左右相反。（图 2–55—图 2–57）

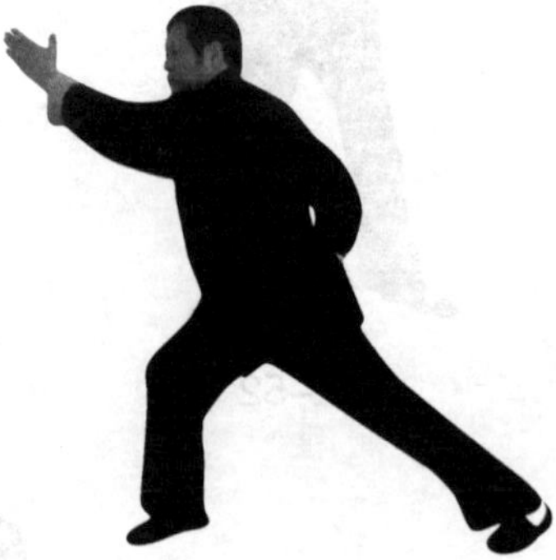

图 2–55

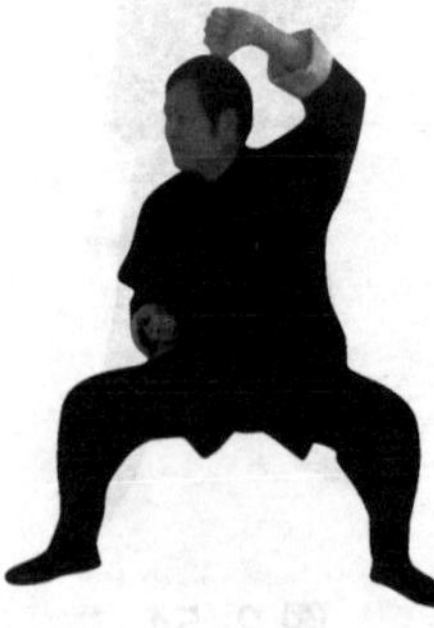

图 2–56

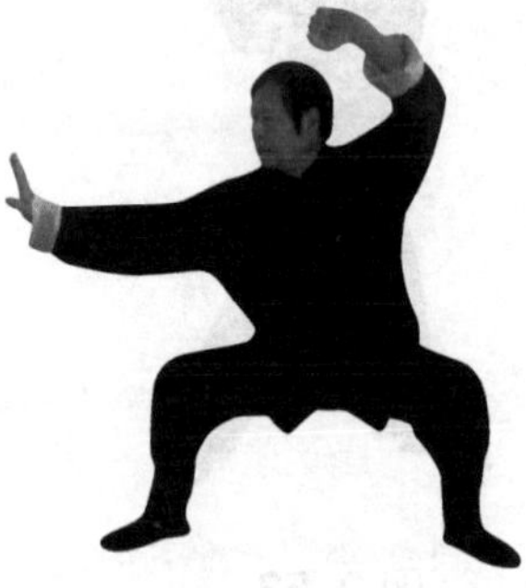

图 2–57

8. 白鹤闪翅势

延王秘彪：谐。

延王心要：两手平肩，直腰脊垂。
正身屈膝，起落和谐。
翻掌如云，上托下按。
一呼一吸，上下沉浮。

动作说明：

①步型不变，两掌一字形向左右分开，使两掌心向下；目微视前方。（图 2–58）

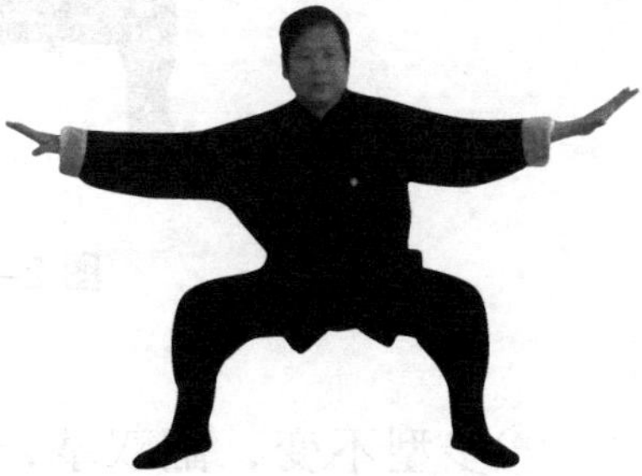

图 2–58

②双腿伸直起立，双掌心向下；目微视前方；吸气。（图 2–59）

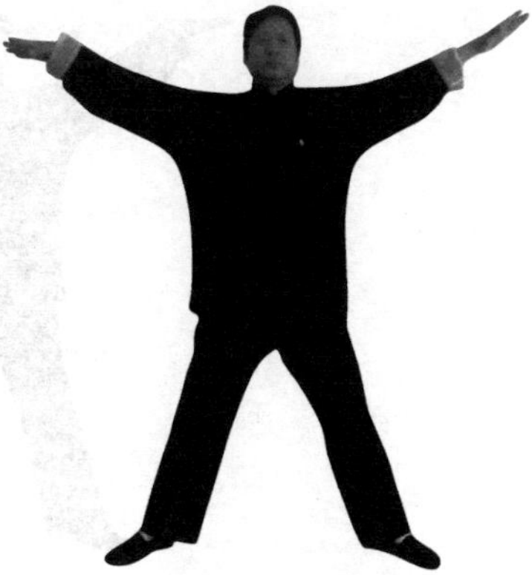

图 2–59

③双腿屈膝下蹲，成马步；同时双掌直臂下按，成一字，两掌掌心向下；目微视前方；呼气一口。（图2–60）

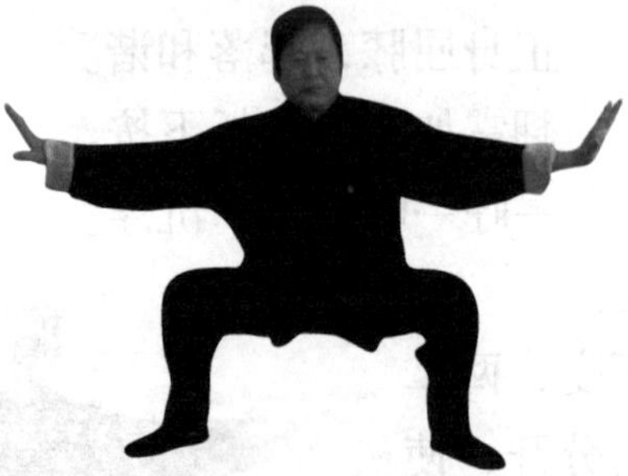

图 2–60

④步型不变，翻双掌，使掌心朝上；目视前方。（图 2–61）

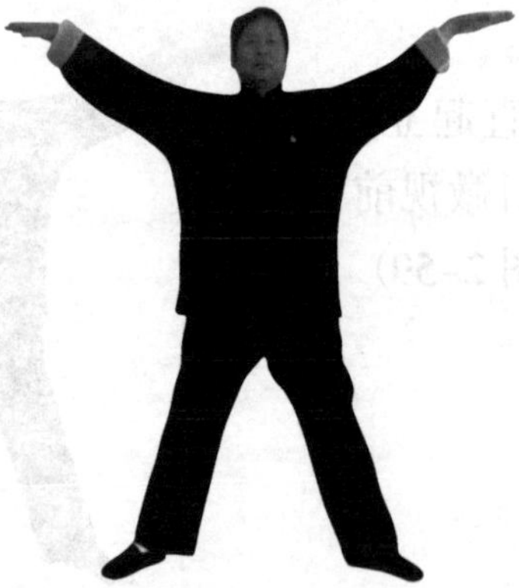

图 2–61

⑤两腿直立上起；同时两掌成一字上托；目微视前方；吸气一口。（图 2-62）

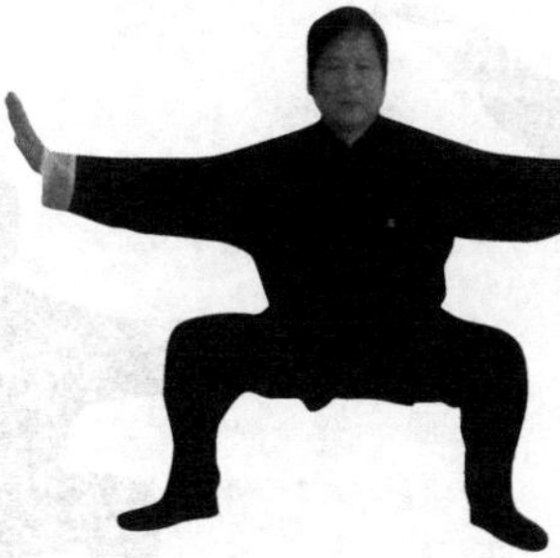

图 2-62

⑥重复动作③；呼气一口。（图 2-63）

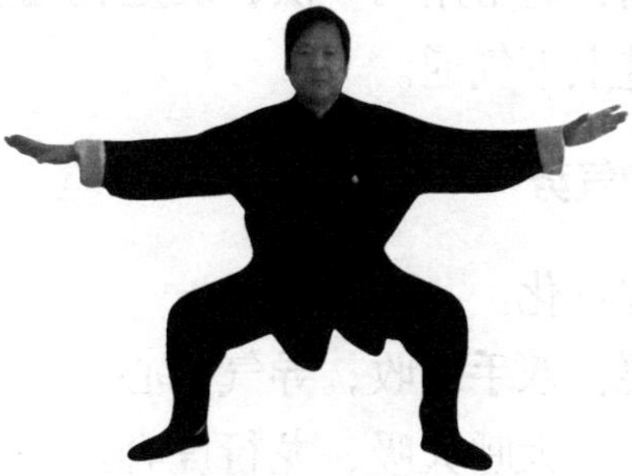

图 2-63

⑦同动作④。调息 3 次。（图 2–64、图 2–65）。

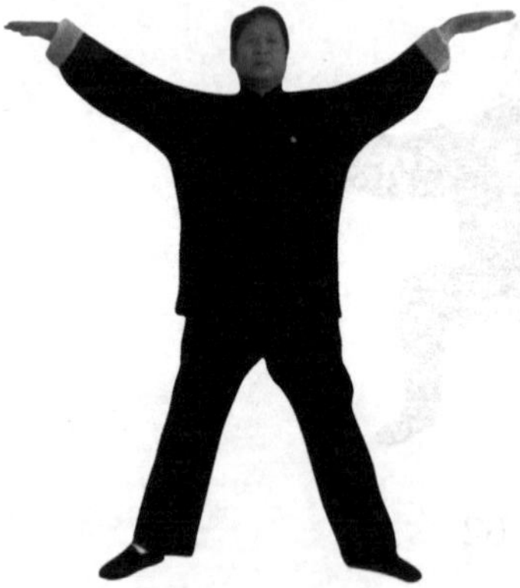

图 2–64

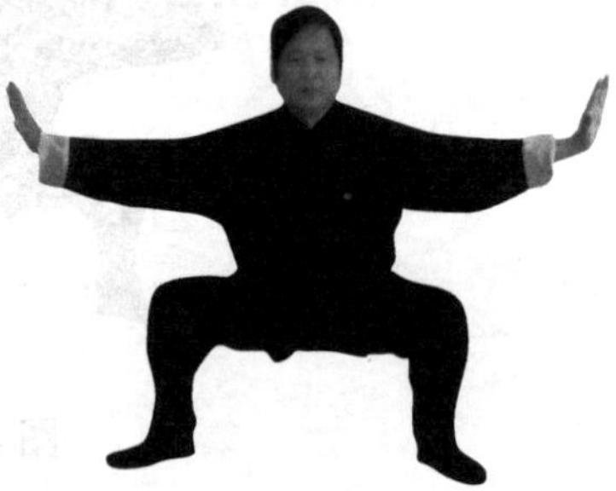

图 2–65

所起作用：起落用功 3 次，展翅翱翔空中。增加腰腿力量，促进上下气通。

9. 一团和气势

延王秘匙：化。

延王心要：双手内收，导气归心。
大呼大吸，龙行虎奔。
十指抱圆，一团和气。
外松内紧，化气生精。

动作说明：

两腿直立；两掌屈臂内收，双掌相照于左右肩前；目微视前方。调气 3 次。（图 2-66）

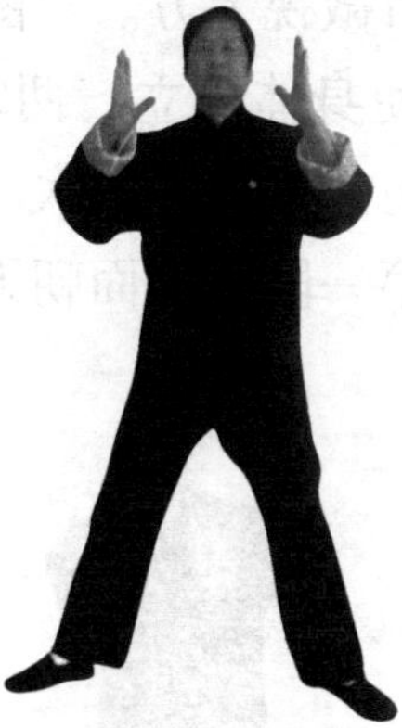

图 2-66

10. 仰面朝天势

延王秘匙：提。

延王心要：十趾挂地，合掌朝天。

昂头收尾，提气上旋。

根梢着力，天地通关。

气流海底，直达泥丸。

动作说明：

①吸气一口；两掌在胸前合实。（图 2–67）

②两脚跟提起，身体上移；同时两掌随仰面向上、向后；吸气一口；目微视上方。（图 2–68）

③脚跟落地；使身体直立；两掌向下合于丹田处；呼气一口；目微视前方。调息 3 次。（图 2–69）

所起作用：同第一段“仰面朝天势”。

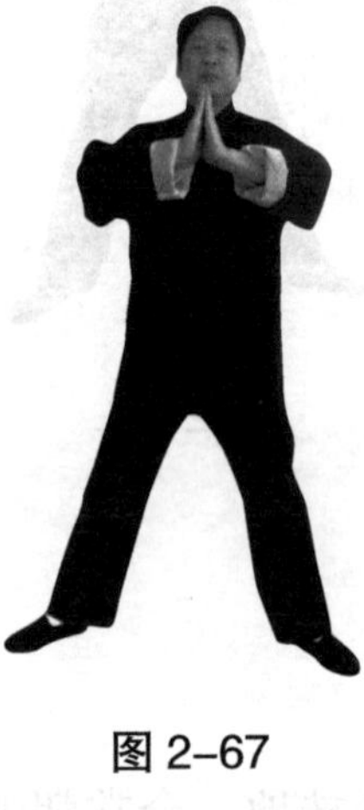

图 2–67

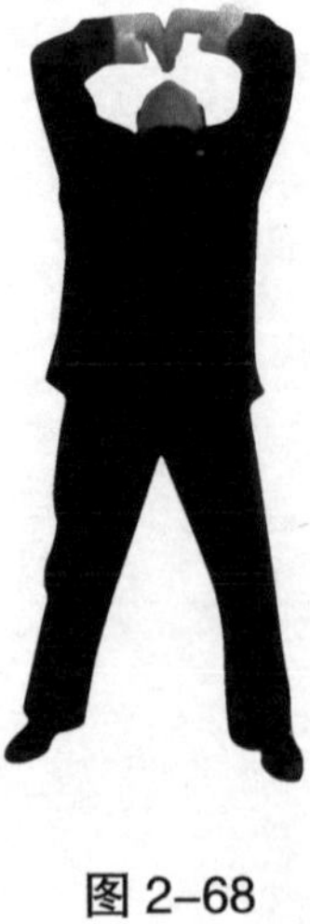

图 2–68

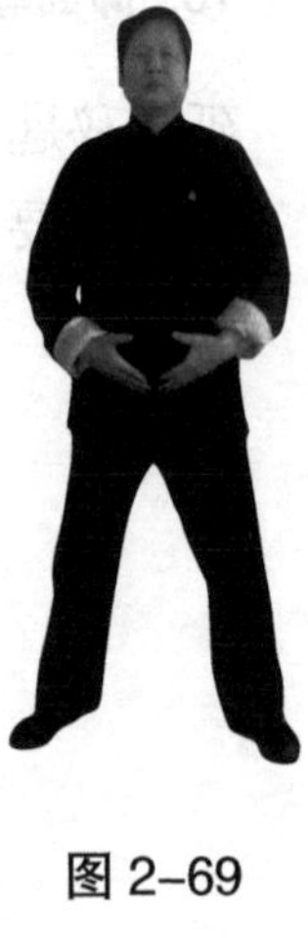

图 2–69

11. 收势

延王秘匙：收。

延王心要：同第一段“收势”的“延王心要”。

动作说明：同第一段收势“动作说明”。（图 2–70、图 2–71）

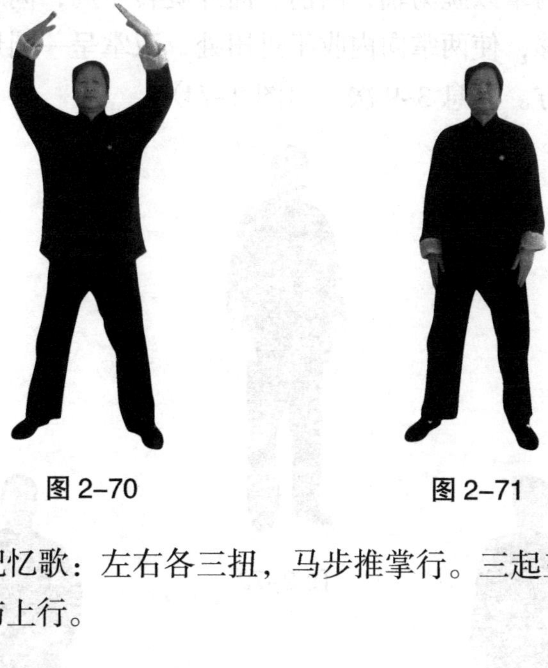

图 2–70　　图 2–71

记忆歌：左右各三扭，马步推掌行。三起三落势，收掌与上行。

第三段　半身式

1. 预备势

延王秘匙：定。

延王心要：同第二段“预备势”的“延王心要”。

动作说明：

①接第二段收势，两脚并步直立，目微视前方。(图 2–72)

②两脚开立；两掌附于身体两侧；目微视前方。(图 2–73)

③两掌以腕为轴，向前、向外旋转一周，同时，两前臂上移，使两掌向内收于丹田处，双掌呈一圆形；目微视前方。调息 3~9 次。(图 2–74)

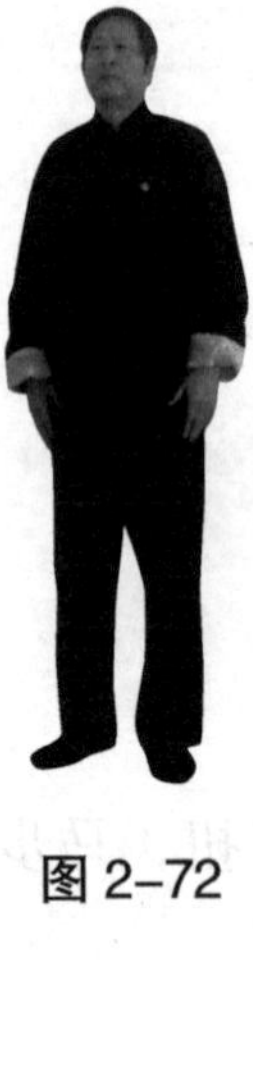

图 2–72

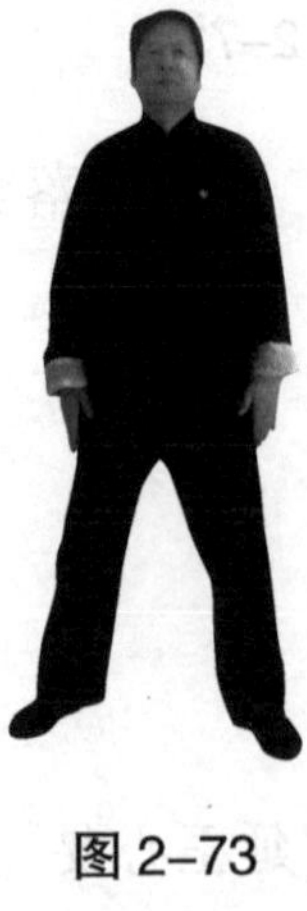

图 2–73

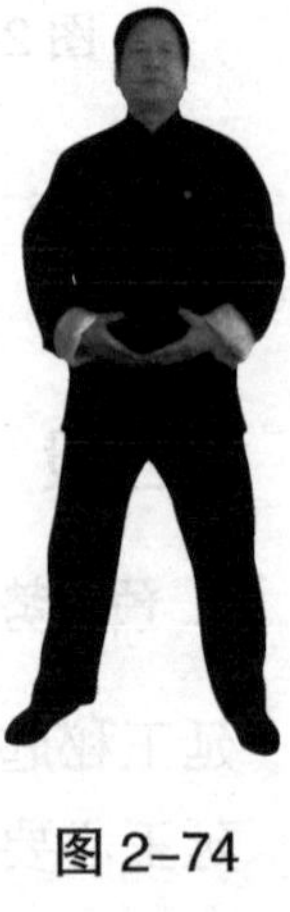

图 2–74

2. 马上交关势

延王秘匙：握。

延王心要：合掌向上，导气上旋。

脚趾抓地，气流于心。

十指握紧，抬肘压腕。

牵动经络，气注于心。

动作说明：

①左脚向左开半步；同时，身体向前弯曲，两手合掌向下穿插；目视前下方。（图 2–75）

②接上势，身体向前上方直腰；吸气；双掌合掌向前上方穿出；目视双掌。呼气后再调息 3 次。（图 2–76）

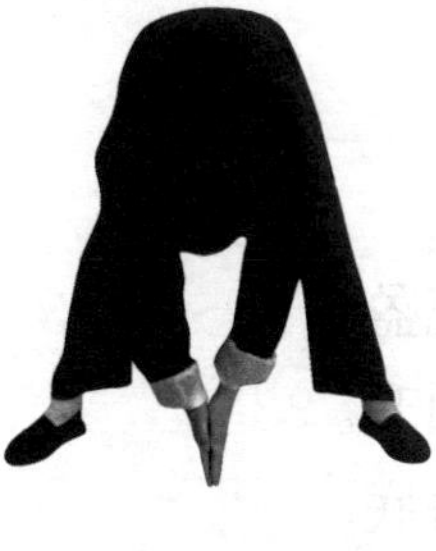

图 2–75

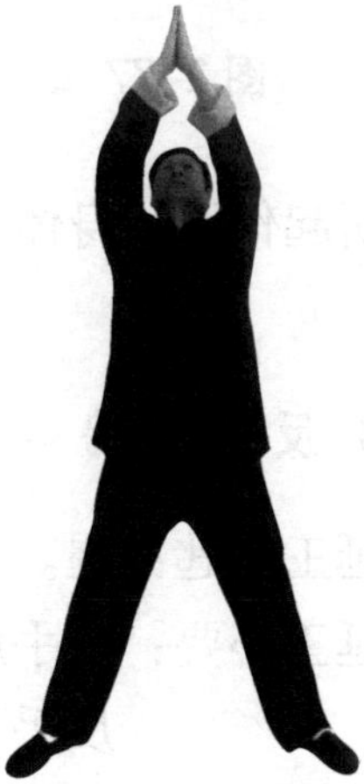

图 2–76

③接上势，两腿屈膝下蹲成马步；同时，两掌合于胸前；目微视前方。（图 2–77）

④两腿直立，身体挺直；双掌向前上方穿出；目微视前方。（图 2–78）

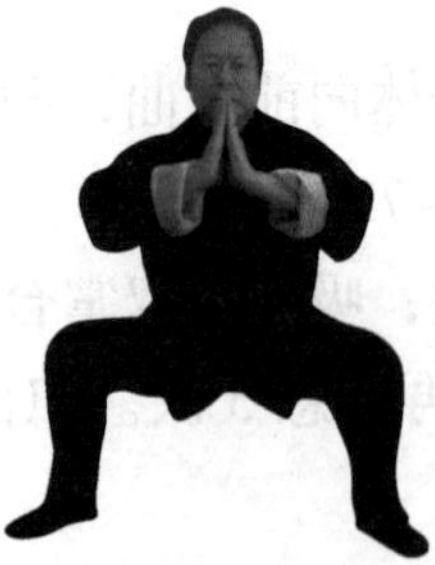

图 2–77

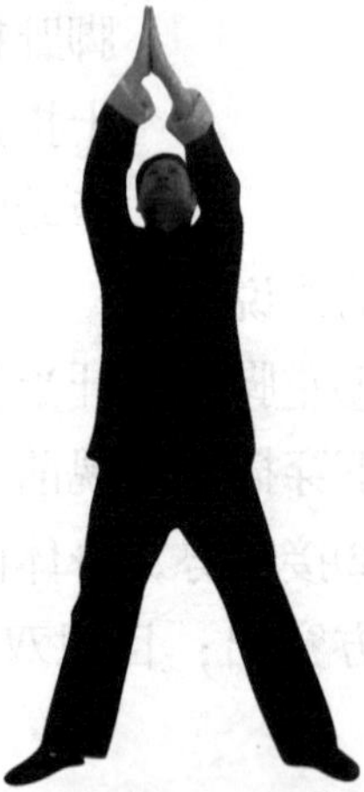

图 2–78

所起作用：身体直立，向上提气。屈腿下蹲，意向下伸。

3. 反手交关势

延王秘匙：握。

延王心要：双手后分，气海充盈。

反手下按，气穴回升。

上达泥丸，下潜海底。

上下一线，前后交通。

动作说明：

①左脚开半步，两腿屈膝成马步；同时，身体向前弯曲，两掌十指交叉向前下方按压；眼跟手行。（图2–79）

②紧接上势，步型不变；身体直腰上挺；两掌向前方推出，双掌掌心朝前；目视两掌。（图 2–80）

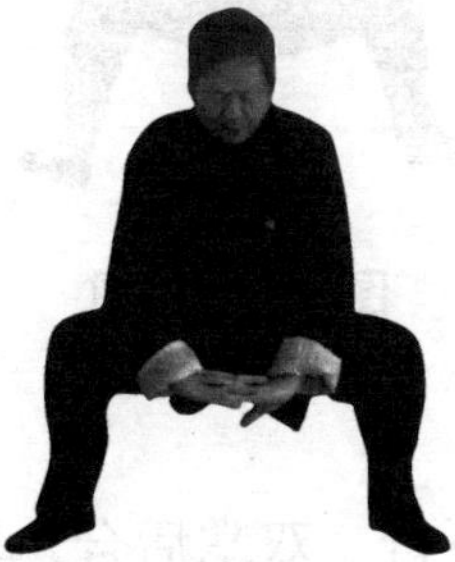

图 2–79

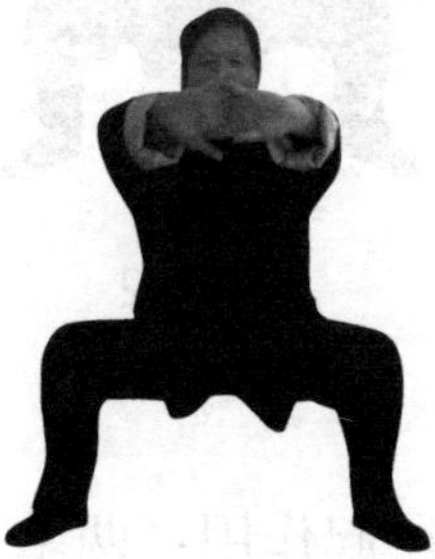

图 2–80

③承上势，步型不变；同时，两掌向左右分掌；目微视前方；吸气一口。（图 2–81）

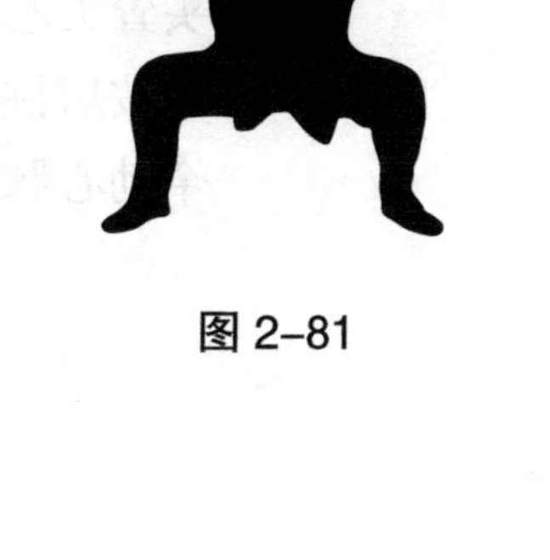

图 2–81

④接上势，双掌向左、右弧形后背，垂合于背后；目微视前方。（图 2–82、图 2–82 附图）

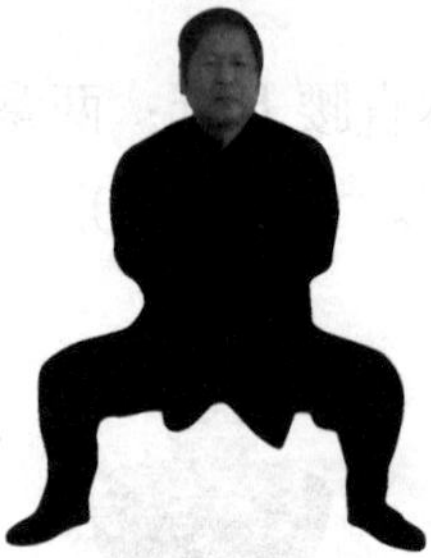

图 2–82

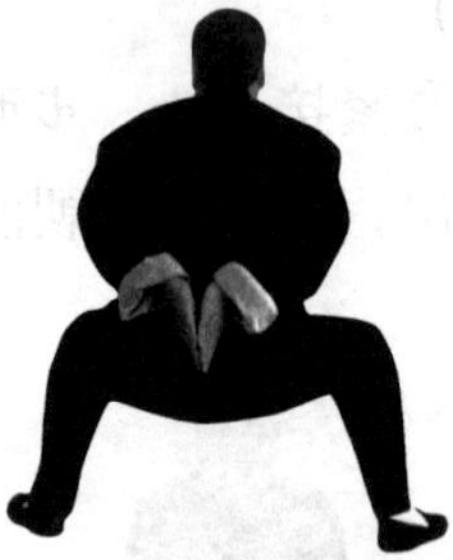

图 2–82 附图

所起作用：两手下压，气向下行。双掌后合，腰肾得松。

4. 马上正鞍势

延王秘匙：按。

延王心要：马步蹲立，腰直脊垂。
头耸天心，气沉海底。
手按肩挑，开拉双臂。
牵动心脉，导气迂回。

动作说明：

①步型不变；两掌同时向前摆，双掌心向前；目微视前方。（图 2-83）

②步型不变；两掌向前上方合照；目视双掌；吸气。（图 2-84）

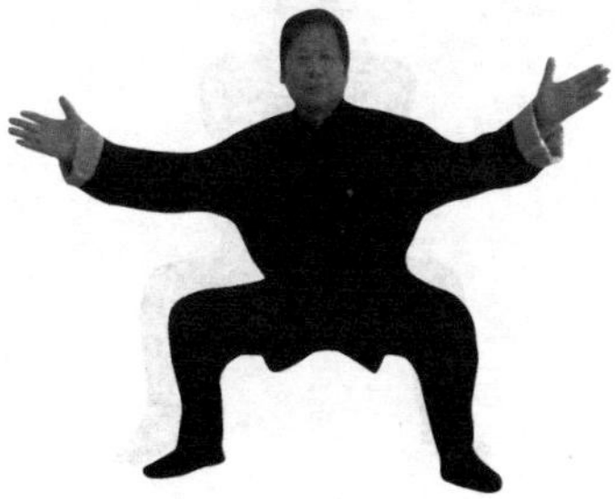

图 2-83

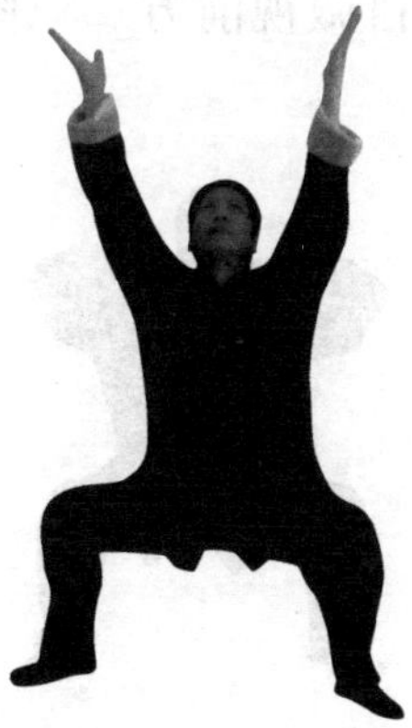

图 2-84

所起作用：气向下沉，通臂达手。马步蹲裆，腰肾得方。

5. 马上抛缰势

延王秘匙：延。

延王心要：伸臂上抬，伸至极处。
牵动筋脉，导气上升。
反掌前撑，撑至极处。
气穴反弹，不离于心。

动作说明：

①步型不变；两掌合于胸前，使十指交叉；目微视前方。（图 2–85）

②步型不变；双掌内旋向下、向前推出，掌心向前；目微视前方。（图 2–86）

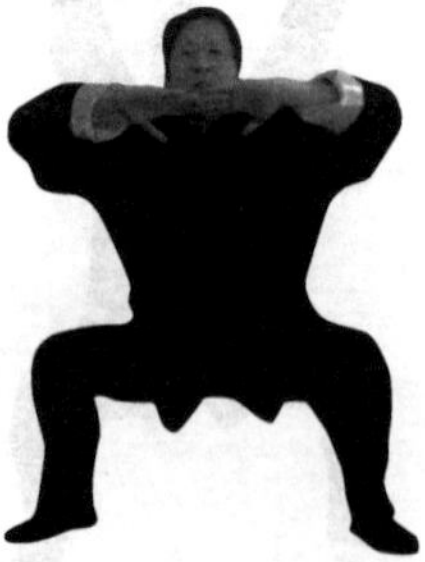

图 2–85

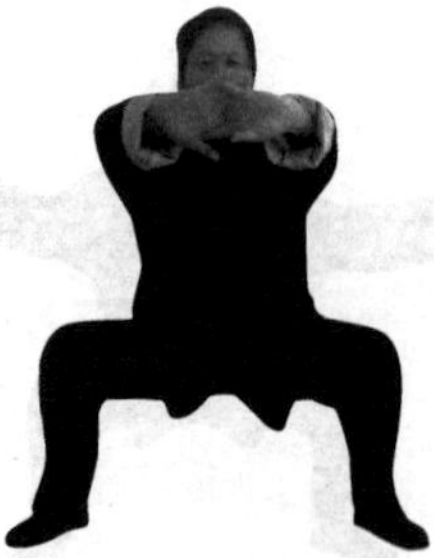

图 2–86

所起作用：气穴反弹，不离于心。呼气达掌，稳固地根。

6. 马上分缠势

延王秘匙：折。

延王心要：直臂中分，两手划圆。
掌梢内收，掌根外延。
筋脉大开，气行左右。
肩臂一线，真气回旋。

动作说明：

接上势，两掌十指分开，再向左、右外撑，掌梢内翘；吸气一口。目微视前方。呼气一口。（图 2–87）

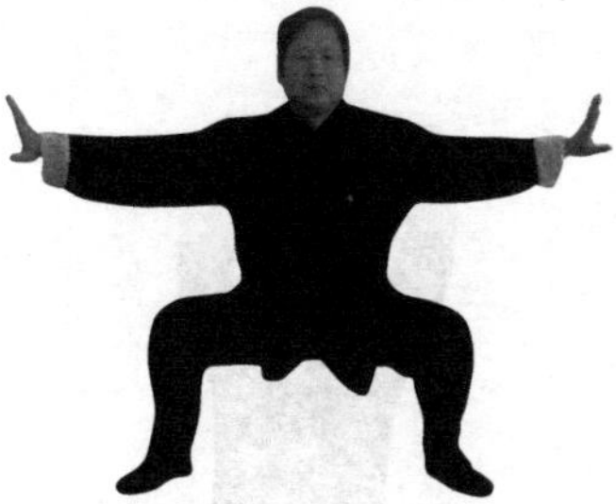

图 2–87

所起作用：导运气血，呼吸兼备。直臂中分，和筋健脾。

7. 马上攀扬势

延王秘匙：引。

延王心要：左右大分，分至极限。
引手向上，导气上旋。
双手上提，气注中天。
内力回收，真气绵绵。

动作说明：

步型不变；两手由内向侧上方外旋上举，使两掌掌心斜向上，宽与肩齐；吸气一口；目微视前方。（图2–88）

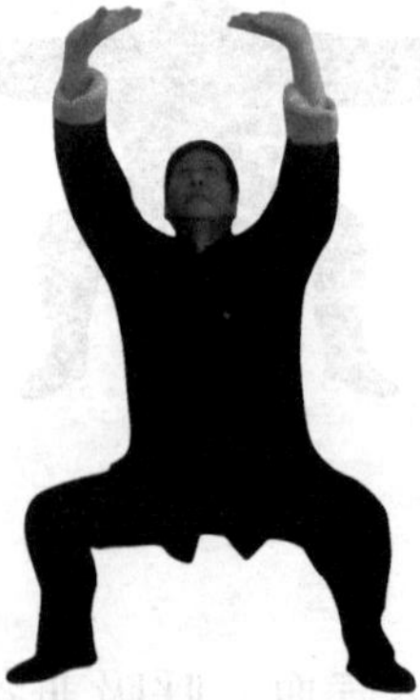

图 2–88

所起作用：调节三焦，开怀纳气。孔明观星，顺从天意。

8. 马上托天势

延王秘匙：推。

延王心要：两手内收，顺气归海。
翻掌上推，导气上旋。
牵动筋脉，打通中枢。
清流贯顶，气注泥丸。

动作说明：

①两掌内旋下合，使掌心向下；呼气；目视前方。（图 2–89）

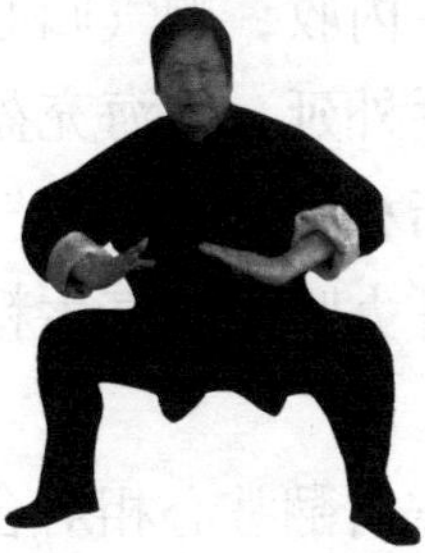

图 2–89

②两腿直立；两掌向左右上分翻掌，然后向左右直臂平举；目微视前方。呼吸 1 次。（图 2–90）

所起作用：真气灌顶，上下通关。如鹰翱翔，自在安然。

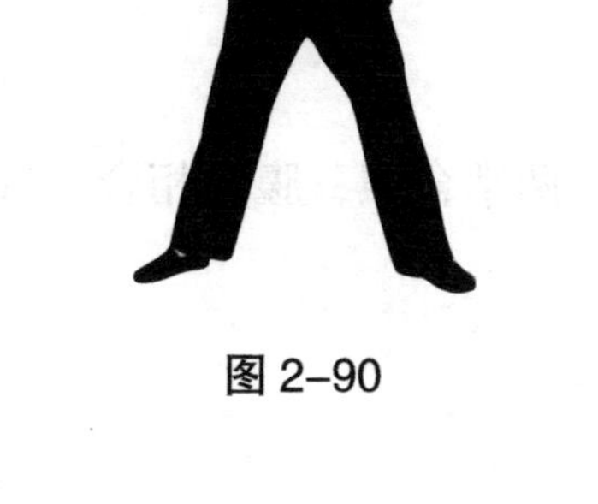

图 2–90

9. 一团和气势

延王秘匙：化。

延王心要：双手内收，顺气归心。

分手外延，气海充盈。

十指相抱，一团和气。

大呼大吸，化气生精。

动作说明：

两腿直立；两掌内翻掌心相对合于各自的肩前；呼气；目微视前方。调息 3 次。（图 2–91）

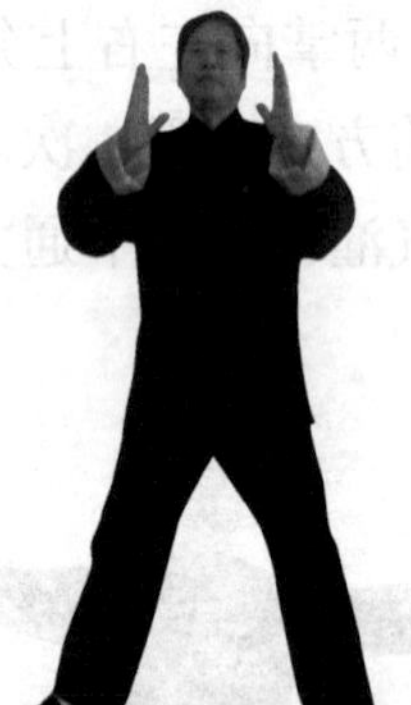

图 2–91

所起作用：两掌合照，腹掌相合。气从后上，收于前腹。

10. 仰面朝天势

延王秘匙：提。

延王心要：十趾挂地，合掌朝天。
昂头收尾，提气上旋。
根梢着力，天地同天。
气流海底，直达泥丸。

动作说明：

①承上势，两掌在胸前合实；目微视前方。（图2-92）

②两脚提踵离地；身体上挺，仰面朝天；吸气一口。（图2-93）

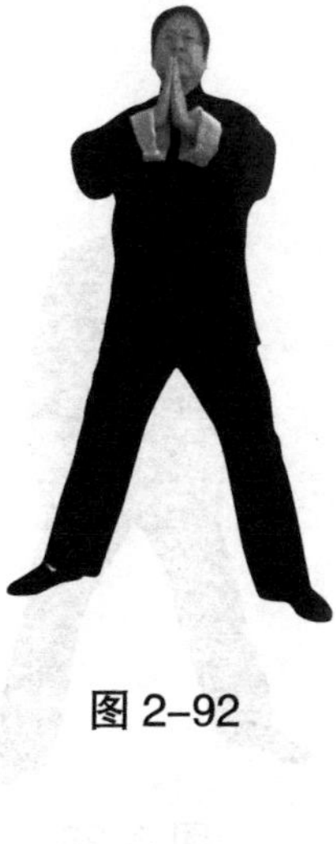

图 2-92

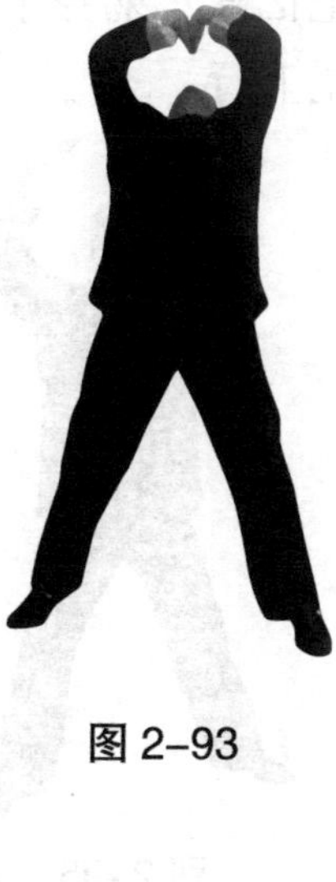

图 2-93

③脚跟落地，身体直立；同时，两掌向下合掌于腹前，大指和食指相对；呼气一口；目微视前方。(图2–94)

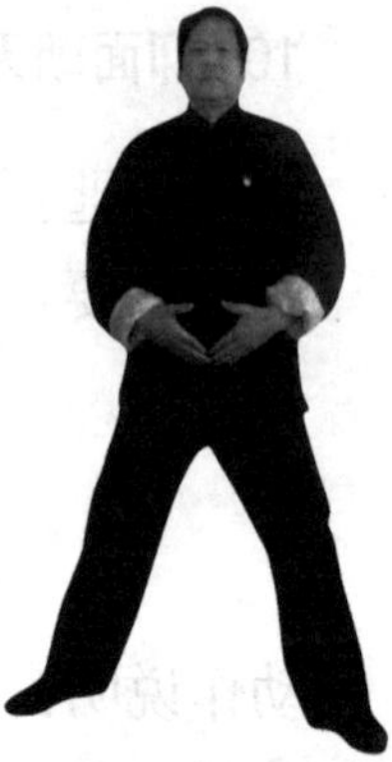

图 2–94

11. 收势

延王秘匙：收。

延王心要：同第一段“收势”的“延王心要”。

动作说明：

同第一段“收势”的“动作说明”。（图 2–95、图 2–96）

记忆歌：躬身掌上穿，坐马凌空站。向前抛缰去，鱼摆尾上行。

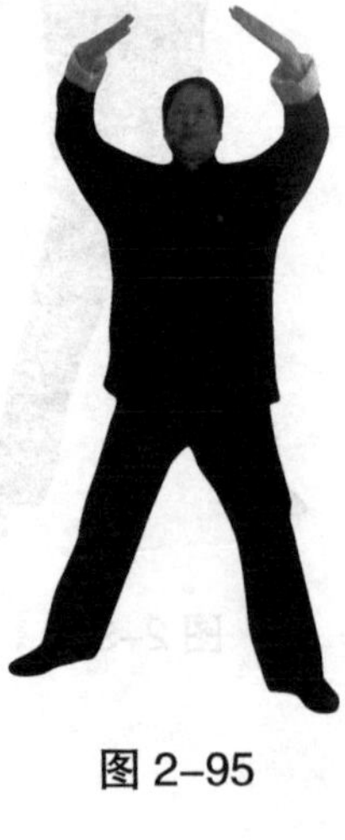

图 2–95

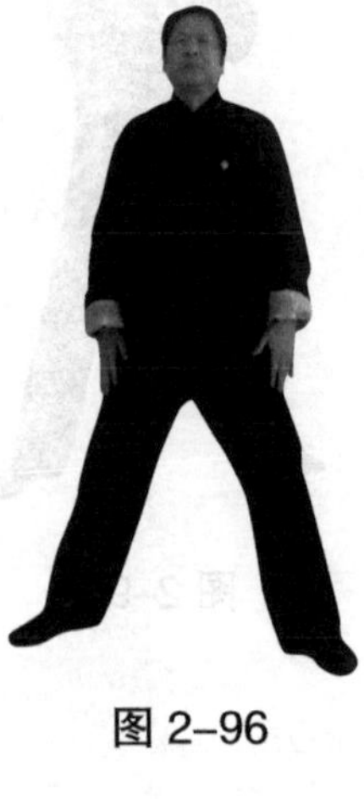

图 2–96

第四段 屈身式

1. 预备势

延王秘匙：定。

延王心要：同第三段“预备势”的 “延王心要”。

动作说明：同第三段“预备势”“动作说明”的①②③④。（图 2–97、图 2–98）

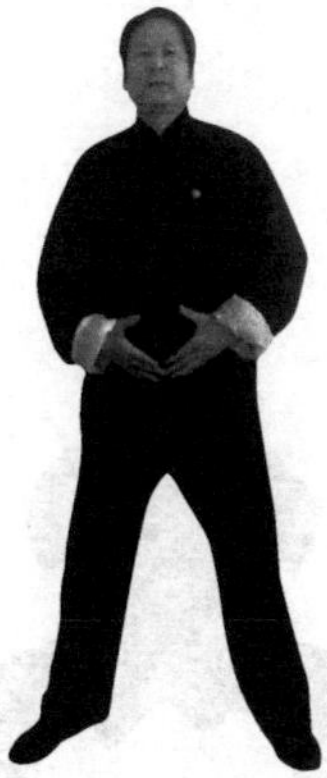

图 2–97

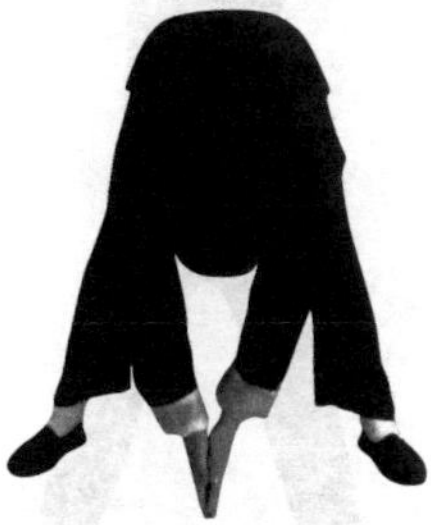

图 2–98

2. 马上献杵势

延王秘匙：架。

延王心要：身曲身直，合掌划圆。

马步收功，导气归元。

以心为心，不离一线。

腰直背垂，气住心田。

动作说明：

①两腿伸直，身体上起；同时两掌向前上方穿出；目微视前方；吸气一口。（图 2-99）

②两腿屈膝半蹲，成马步；同时两掌合于胸前；呼气；目微视前方。调气 1 次。（图 2-100）

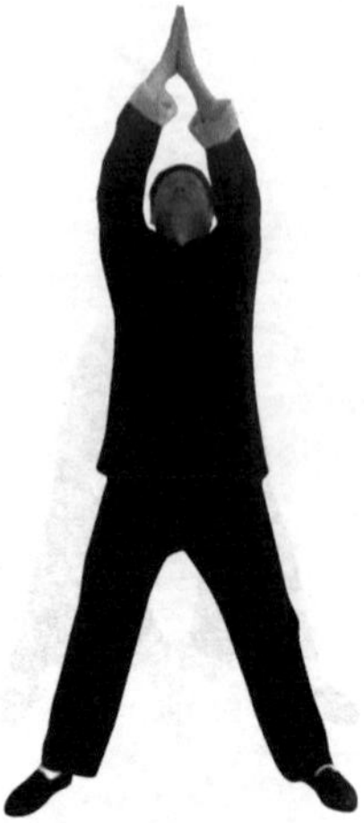

图 2-99

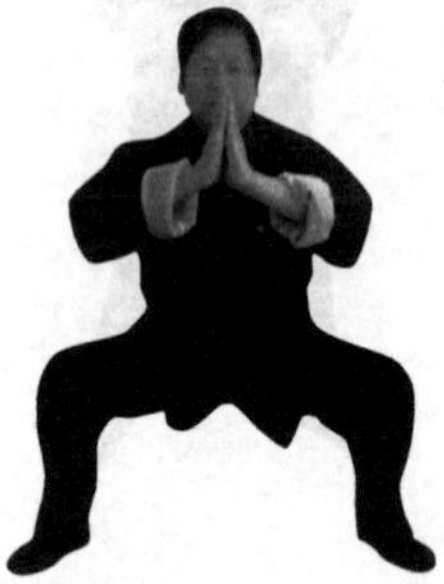

图 2-100

所起作用：上下气通，腿部力增。气归丹田，拔背含胸。

3. 马上打恭势（上式）

延王秘匙：伸。

延王心要：双脚支地，合掌上推。

四平坐马，根梢着力。

呼吸相续，气息相随。

外紧内松，清流如水。

动作说明：

两腿蹬直，身体上移；两掌向前上方穿出后，合掌于胸前；吸气；目微视前上方。（图 2–101）

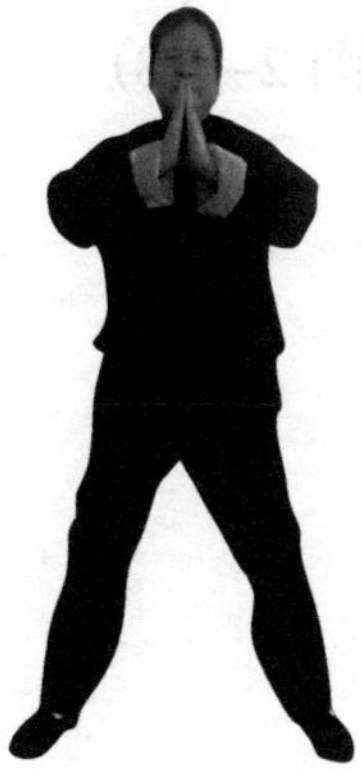

图 2–101

所起作用：气贯到底，传督上行。督任皆通，下实上松。

4. 马上打恭势（下式）

延王秘匙：伸。

延王心要：合掌回收，延伸入地。
气发于心，下潜海底。
三起三落，三呼三吸。
呼吸自然，上下如一。

动作说明：

①两腿屈膝下蹲成马步；同时两掌随身体下降，合于胸前；呼气；目微视前方。（图 2–102）

②步型不变，吸气一口；两掌向前下方叉出，呼气；目视前下方。（图 2–103）

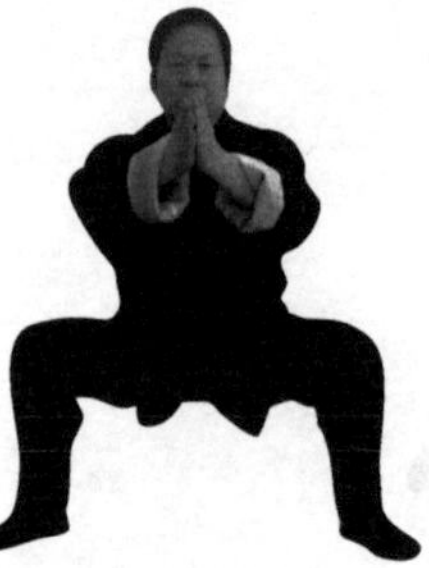

图 2–102

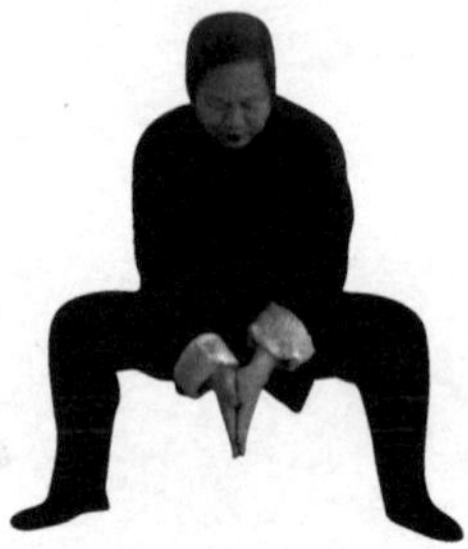

图 2–103

所起作用：蹲增腿力，气随掌通。骑马蹲裆，意灌掌中。

5. 左右排达势

延王秘匙：分。

延王心要：臂直手伸，阳掌在前。

大开大合，极处划圆。

左右排达，上下一线。

筋脉畅通，真气流泉。

动作说明：

①步型不变；两臂向前上方撑出，使两掌向前方；目微视前方。（图 2–104）

②步型不变；两掌外旋向左右分至极点；双臂平直，掌心向外；吸气一口；目平视前方。（图 2–105）

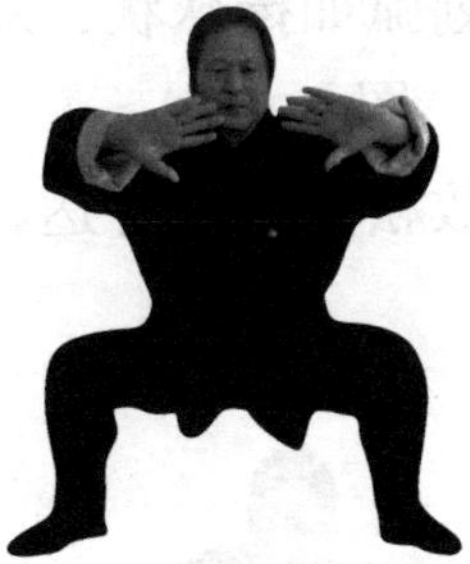

图 2–104

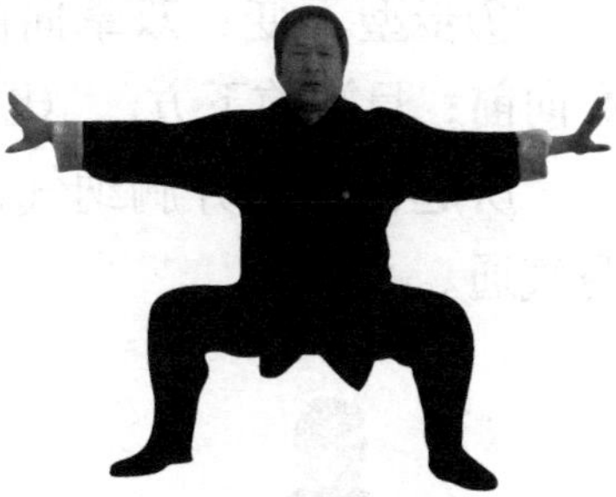

图 2–105

③步型不变；两臂外旋使两掌内翻，双掌掌心相对、掌指向前合于胸前；目微视前方。（图 2–106）

④紧接上势，两掌向左右拉开，使掌心向外；吸

气；目微视前方。（图 2–107）

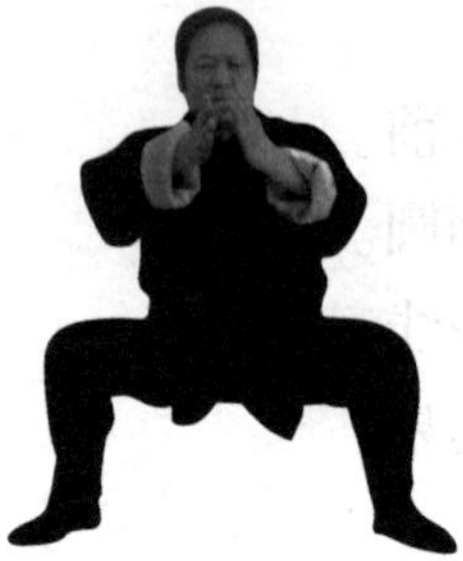

图 2–106

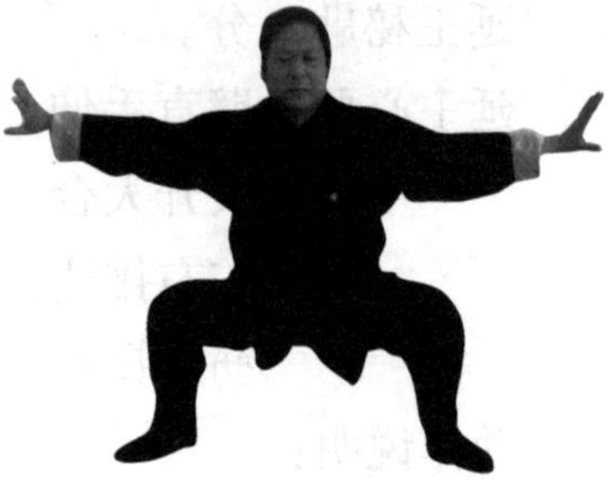

图 2–107

⑤同动作③。

⑥同动作④，连做 3 次。

⑦步型不变；双掌向前下方划弧如捧球状，双掌心向前；目视前下方。（图 2–108、图 2–109）

所起作用：开胸纳气，三焦放松。左右排达，周身气通。

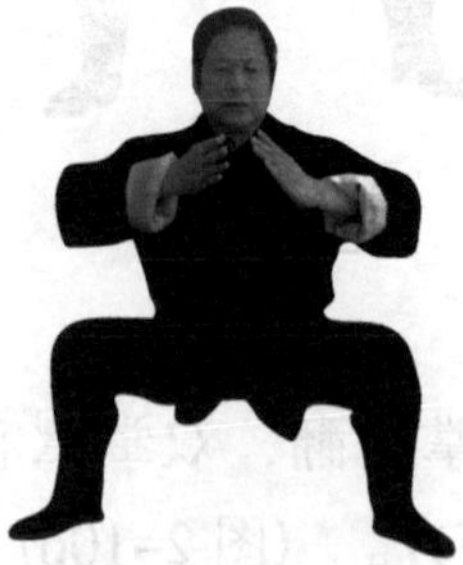

图 2–108

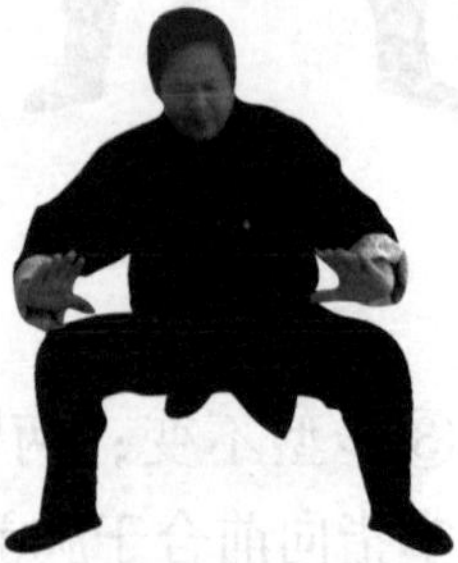

图 2–109

6. 三盘落地势（左式）

延王秘匙：坠。

延王心要：三盘落地，左右还中。

上端四两，下坠千斤。

手随气落，气随手运。

不着于心，不离于心。

动作说明：

①紧接上势，两腿蹬立，身体上起；两掌上端，掌心向上；目视前方；吸气一口；耳听四方。（图 2-110）

②上身左转；双掌随身体左转捧合；目微视左前方。（图 2-111）

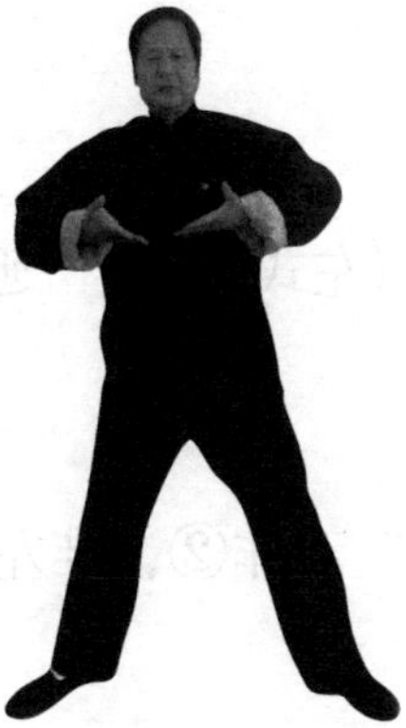

图 2-110

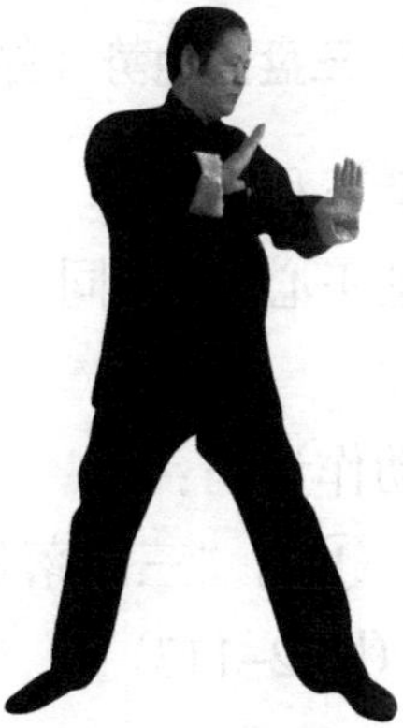

图 2-111

③屈腿下蹲；双掌按下，左掌在左腿的左方，右掌在左腿的右方；呼气一口；目视左下；耳听四方。（图2–112）

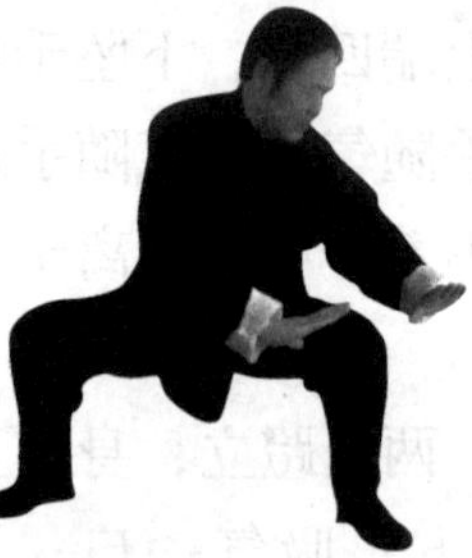

图 2–112

所起作用：起落增腿力，手脚宜放松。气随上下走，头足即可通。

7. 三盘落地势（右式）

延王秘匙:坠。

延王心要：同“三盘落地势（左式）”的“延王心要”。

动作说明：

①同“三盘落地势（左式）”动作②，唯左右相反。（图 2–113）

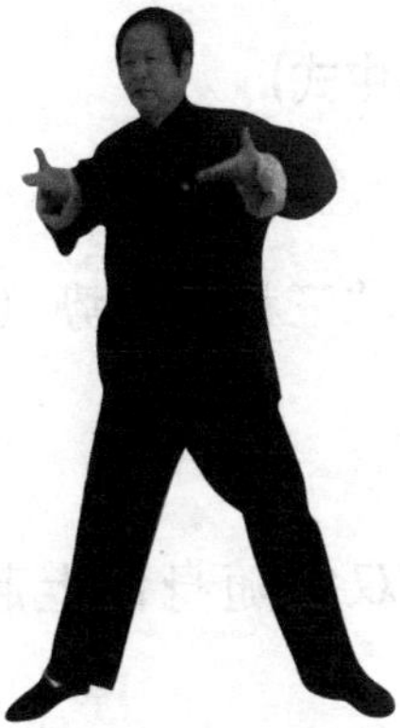

图 2–113

②两腿屈膝，身体下蹲；上身右转；双掌按下，右掌在右腿的右方，左掌在右腿的左方；眼瞄右前；呼气一口。（图 2–114）

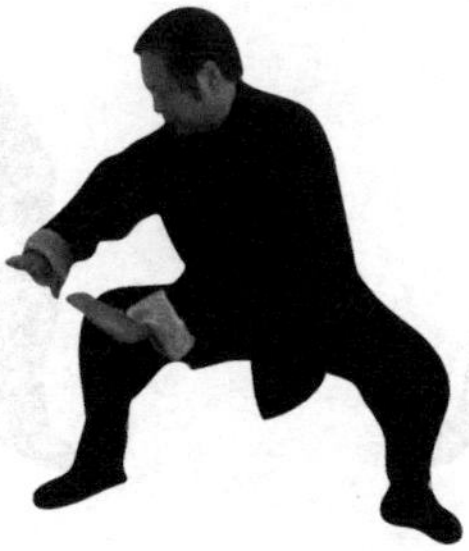

图 2–114

所起作用：两起两落，腿力大增。气上气下，上下皆通。

8. 三盘落地势（中式）

延王秘匙：坠。

延王心要：同“三盘落地势（左式）”的“延王心要”。

动作说明：

①两腿蹬立，双掌随身体上起捧合；目视前方。（图 2–115）

②两腿屈膝，身体下蹲成马步；同时，双掌在两腿之间向前下方按掌；目视两掌；呼气绵绵。（图 2–116）

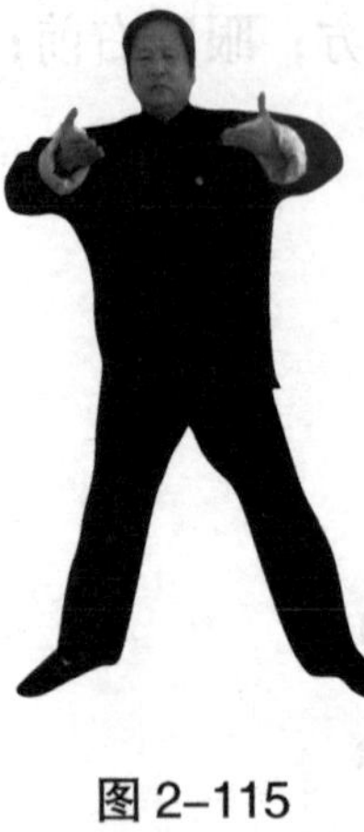

图 2–115

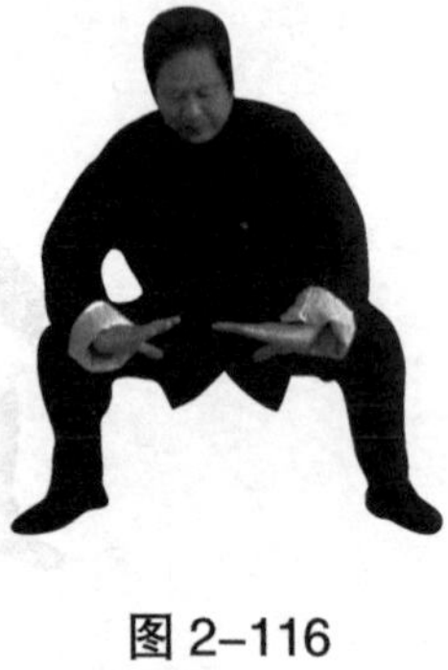

图 2–116

所起作用：三次起落，脚底生根。掌捧三圆，如获乾坤。浑身是力，能捧千斤。气息绵绵，吐故纳新。

9. 一团和气势

延王秘匙：化。

延王心要：三盘落地，气脉下沉。

双手上端，导气归心。

十指抱圆，一团和气。

三呼三吸，化气生精。

动作说明：

①两腿伸直，身体上起，两掌向左右分掌，使两掌心向前；目微视前方；吸气一口。（图 2–117）

②步型不变；身体直立；同时，双掌向内收合于两肩前，使掌心相对；目微视前方；呼气一口。（图 2–118）

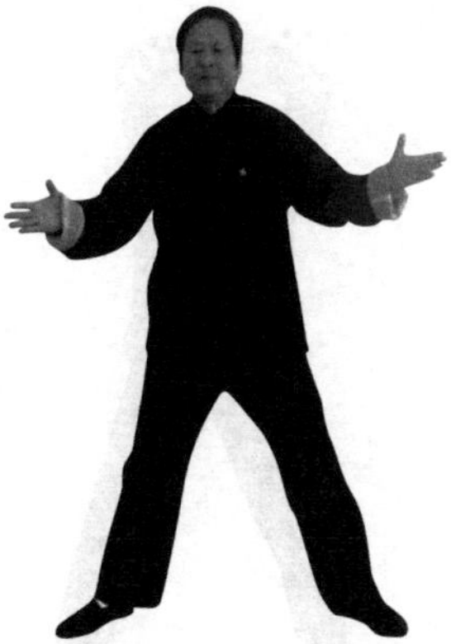

图 2–117

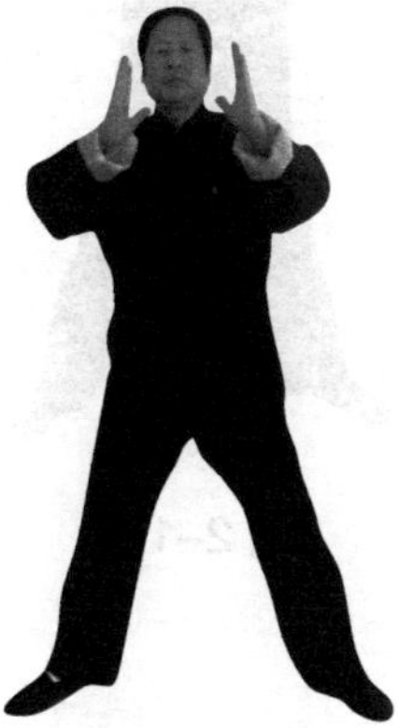

图 2–118

所起作用：三起三落，气纳正中。两腿直立，气随掌行。

10. 仰面朝天势

延王秘匙：提。

延王心要： 同第一段“仰面朝天势”的“延王心要”。

动作说明： 同第一段“仰面朝天势”的“动作说明”。（图 2–119、图 2–120）

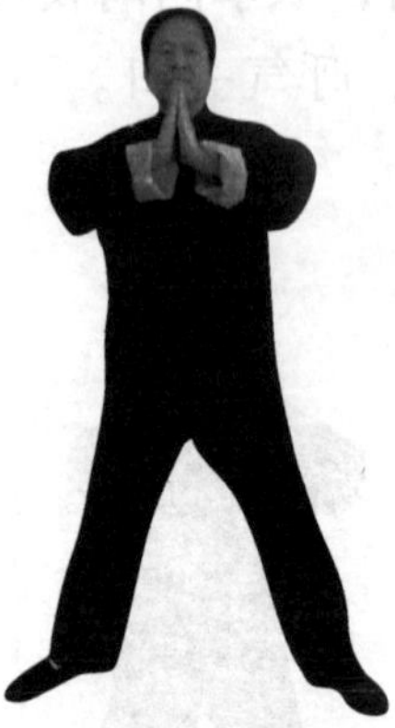

图 2–119

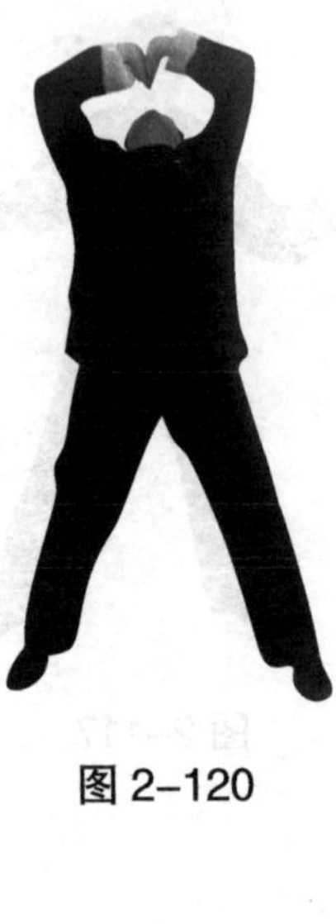

图 2–120

11. 收势

同第一段收势。（图 2-121 — 图 2-124）。

记忆歌：起则扎马势，向外排达三。上下左右前，收势如故原。

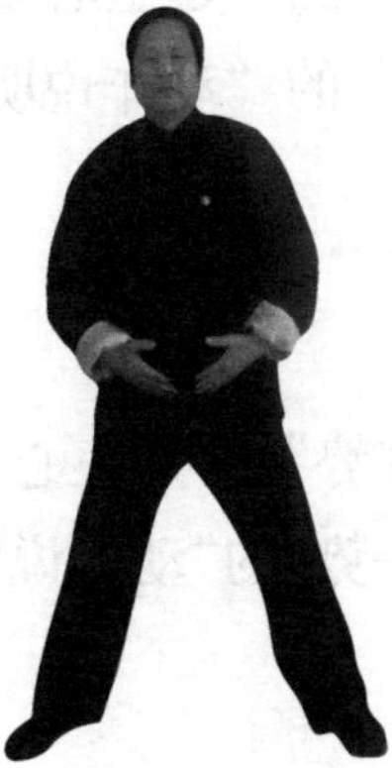

图 2-121

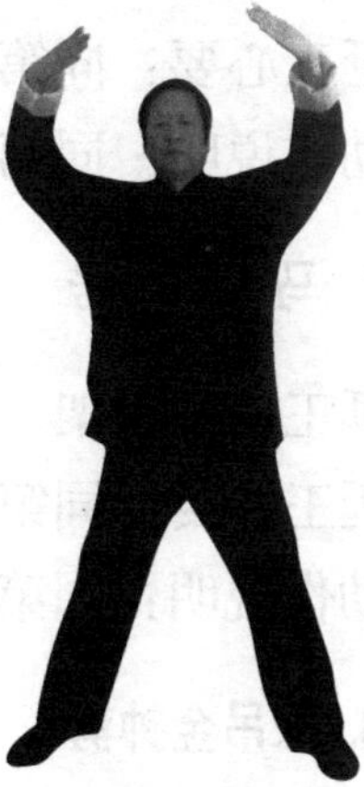

图 2-122

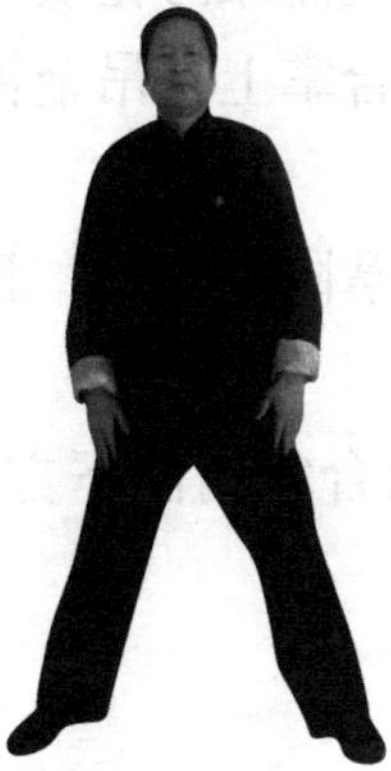

图 2-123

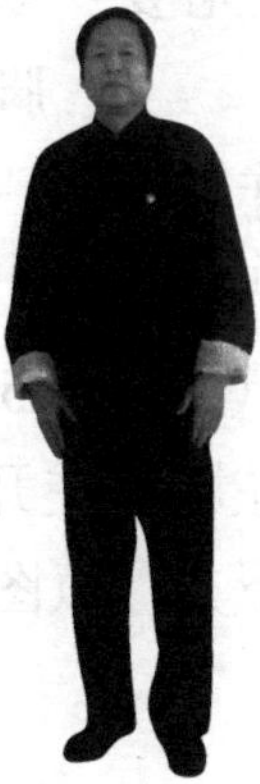

图 2-124

第五段　折身式

1. 预备势

延王秘匙：定。

延王心要：同第四段“预备势”的“延王心要”。

动作说明：同第四段“预备势”的“动作说明”。

2. 马上献杵势

延王秘匙：架。

延王心要：同第四段“马上献杵势”的“延王心要”。

动作说明：同第四段“马上献杵势”的“动作说明”。

3. 悬吊金钟势

延王秘匙：吊。

延王心要：双手入云开金脉，气流入海化蛟龙。

脚趾抓地千斤坠，合掌上拔吊金钟。

动作说明：

①两脚开立，屈臂转腕，使两掌附于腹前；目微视前方。（图 2–125）

②左脚向左开半步，同时弯腰合掌向前下方穿出；目视前下方。（图 2–126）

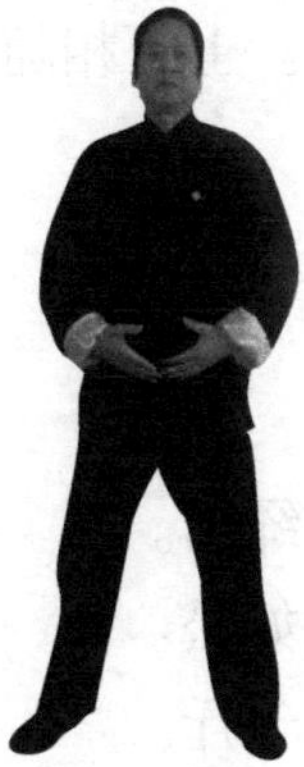

图 2-125

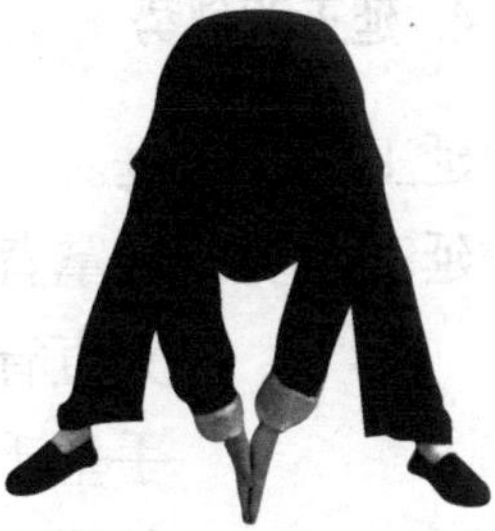

图 2-126

③两腿挺膝伸直，身体上起；两臂上伸，两掌合掌向前上方穿出；吸气一口；目微视前方。呼气；再调息3次。（图 2-127）

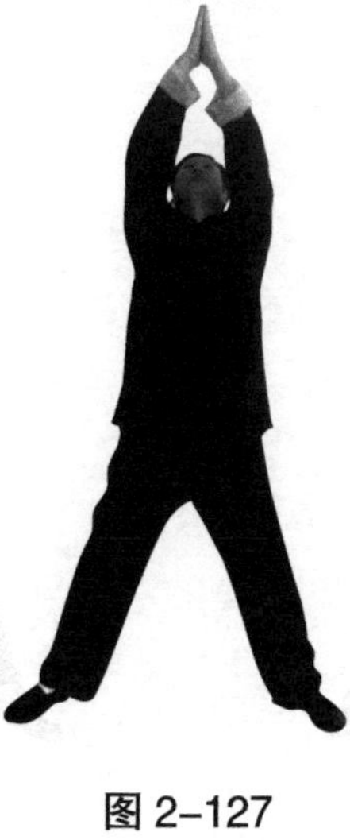

图 2-127

所起作用：两臂上伸，气随上行。上下相随，气含腹中。

4. 延王背剑势

延王秘匙：垂。

延王心要：合掌背剑式，延王演绎功。
头直脊梁垂，身体立如松。
手垂千斤力，肩背力千斤。
外紧力松弛，穴脉自畅通。

动作说明：

①两腿屈膝半蹲，同时屈臂两掌合于胸前；目微视前方。（图 2–128）

②两腿直立，同时两掌向上方穿出，目视双掌。（图 2–129）

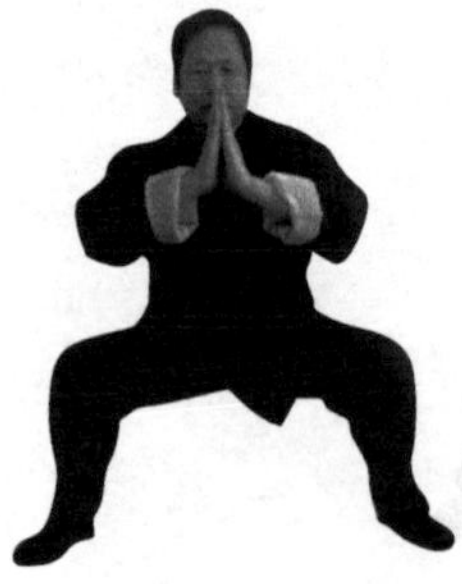

图 2–128

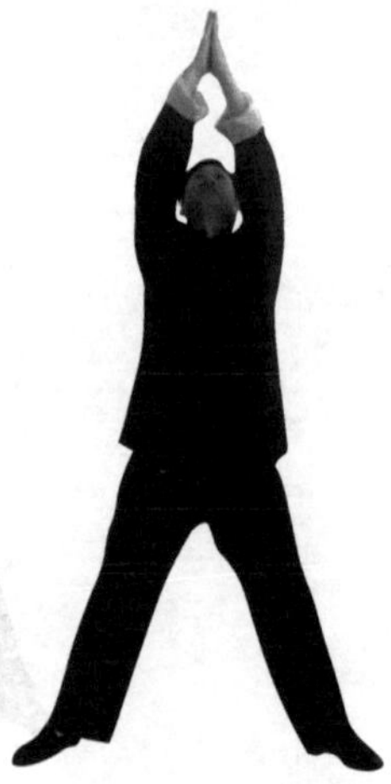

图 2–129

③接上势，步型不变；合掌向后、向下垂合于脑后；吸气一口。然后合掌再向后下一撑；呼气；目微视前方。调息 3 次。（图 2–130、图 2–130 附图）

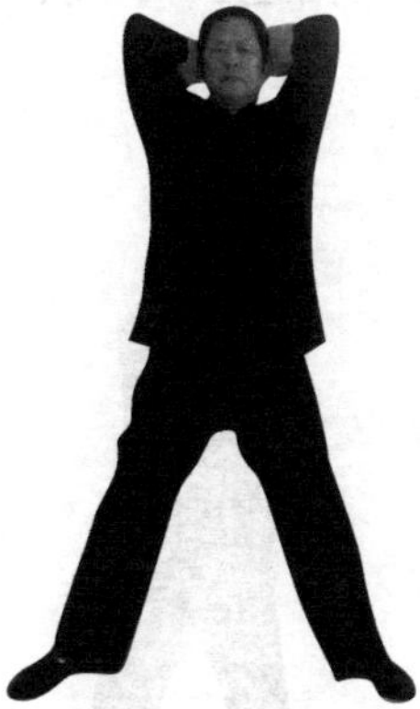

图 2–130

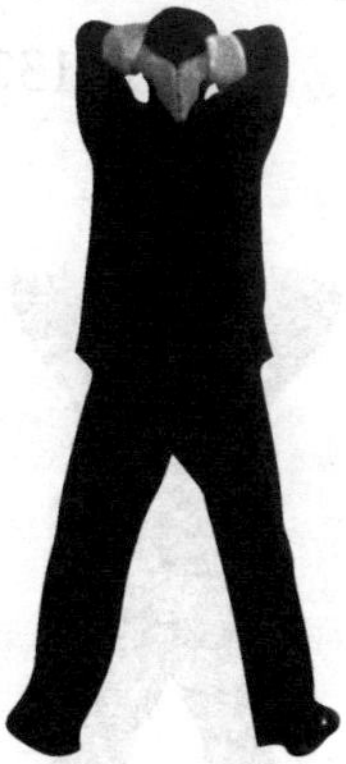

图 2–130 附图

所起作用：直立合掌势，力道自然至。合掌身后垂，气能跟掌随。

5. 伏耳抱柱势

延王秘匙：扳。

延王心要：双手前扳，头挺后力。
屈肘开合，呼吸相随。
十指紧扣，十方穴位。
牵动筋脉，内气相摧。

动作说明：

①两肘开撑；吸气一口；使两掌心按合两耳；目微视前方。（图 2–131）

②两肘向前、向内合至两肘尖相近；呼气；目微视前方。（图 2–132）

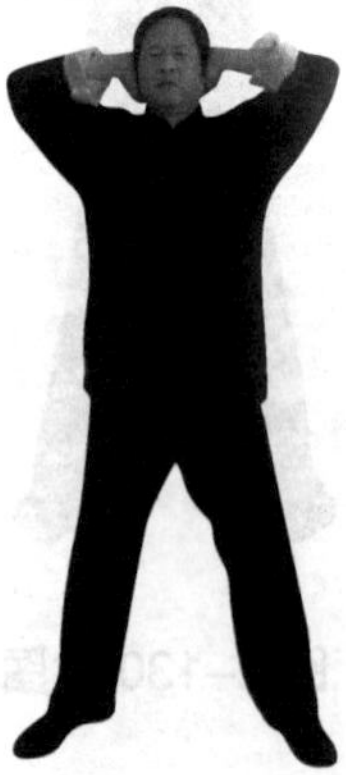
图 2–131

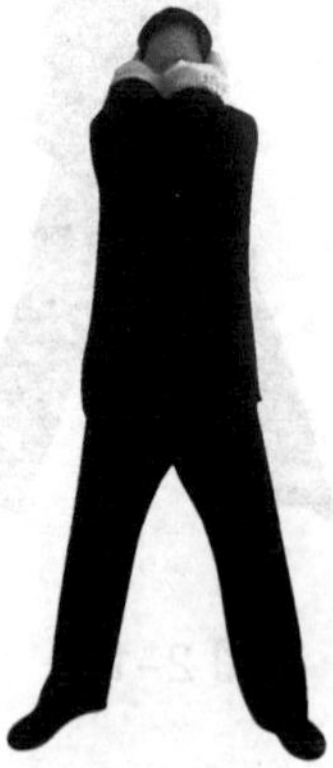
图 2–132

然后调息 3 次，这样开合往复 3 次。

所起作用：三次臂开合，胸背皆能活。肘臂经常扳，气力逐渐添。

6. 倒运河车势

延王秘匙：倒。

延王心要：身体曲折，两臂大开。

下垂上挂，筋脉通关。

稽首通关，导气回旋。

如运河车，清流逆转。

动作说明：

①接上势，两肘向后方撑掰；吸气一口；两腿直立；目微视前方。（图 2–133）

②上身向前、向下弯曲，使头至两小腿之间；两手在脚前用十指撑地；呼气；目视后下方。调息 3 次。（图 2–134）

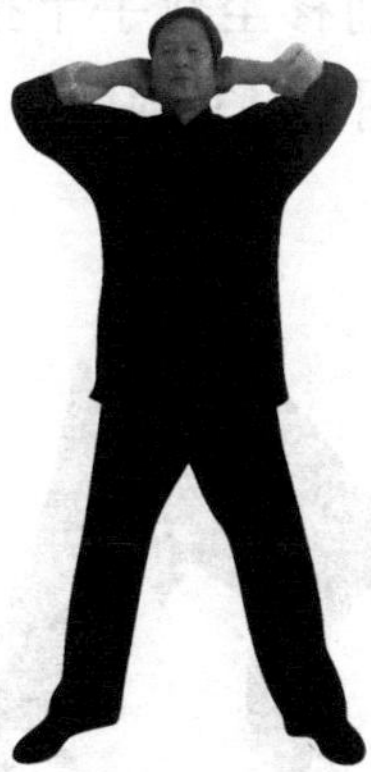

图 2–133

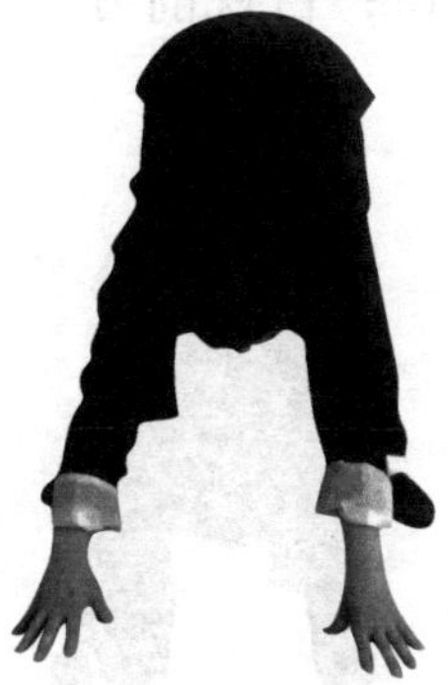

图 2–134

所起作用：拉臂顺筋，力长千斤。导气回旋，益寿延年。

7. 昂头掉尾势

延王秘匙：拱。

延王心要：身体曲折，平腰直膝。

双手垂地，四肢着地。

掉尾含胸，昂头挺脊。

前拱后收，调准呼吸。

动作说明：

①两掌十指开伸，支撑于地上；头向前上方微抬；脚跟抬起，脚尖挂地；使身体重心前移至双手十指，吸气一口；目视前方。（图 2–135、图 2–135 附图）

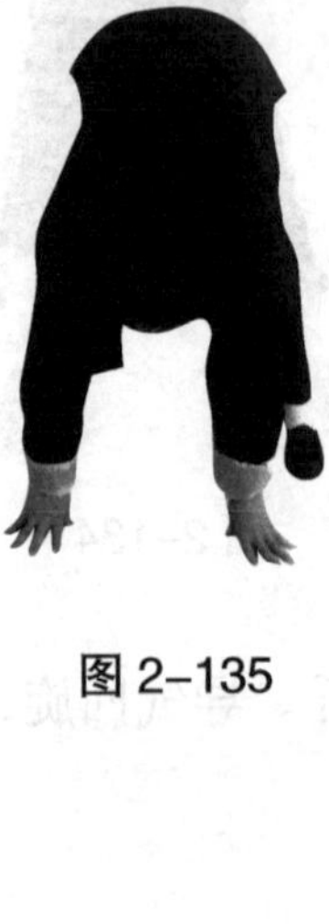

图 2–135

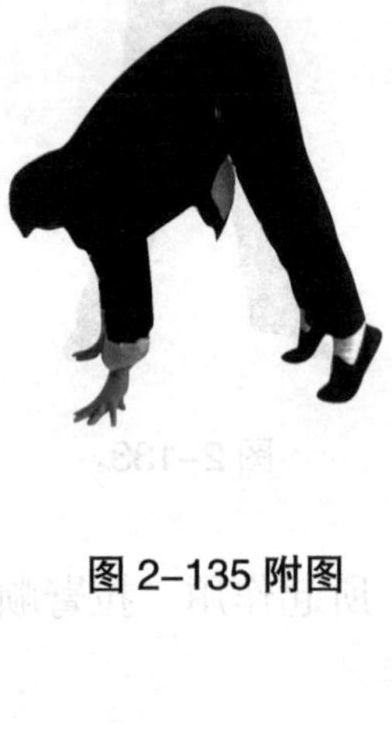

图 2–135 附图

②十指撑地；两脚脚后跟落地，身体重心向后移至两脚；呼气一口；目微视前方。（图 2-136）

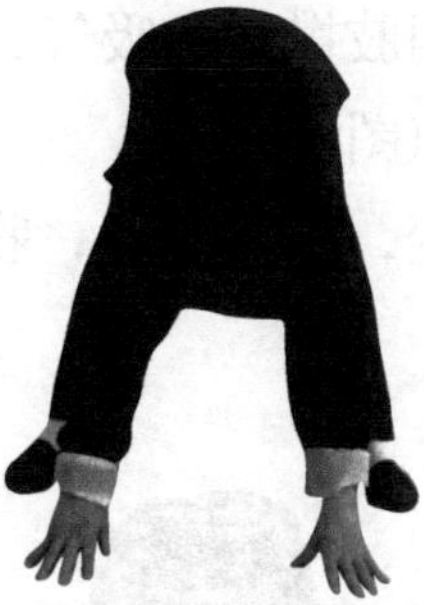

图 2-136

重复动作①和②3 次。

所起作用：恶虎扑食势，腰背气力至。任督皆能通，苦练才是真。

8. 灵猫拱背势

延王秘匙：拱。

延王心要：双手握脚，舒臂沉肩。
双脚着地，直膝提臀。
首尾内收，气流后心。
灵猫拱脊，强腰固肾。

动作说明：

①接上势，两手回收于两脚面上，成弯腰扶脚势；吸气一口；目视前下方。（图 2–137）

②手脚不动，四肢撑地；吸气，同时后腰向上方拱起；目视前下方。（图 2–138）

③手脚姿势不变，四肢撑地，收回腰弓；目视前下方。（图 2–139）

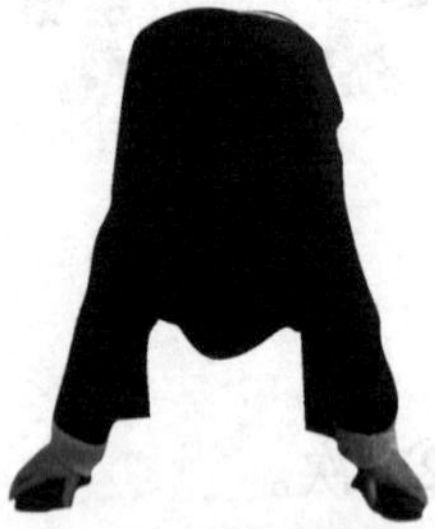

图 2–137

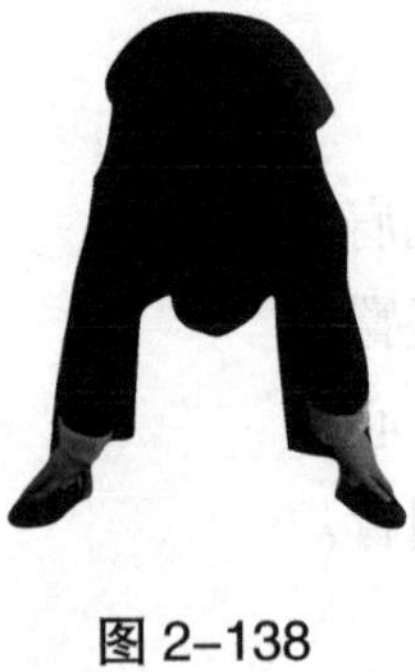

图 2–138

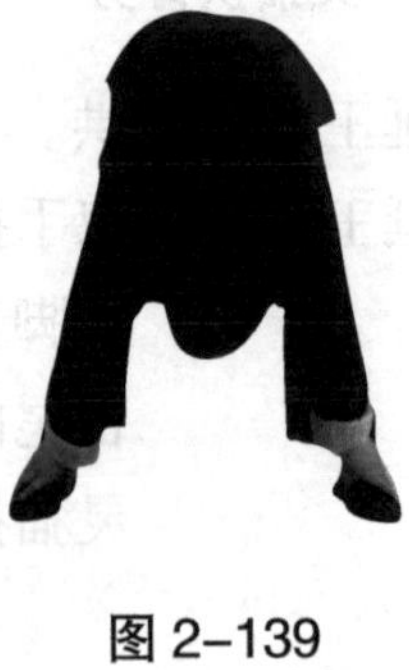

图 2–139

重复动作②和③3 次。

所起作用：灵猫拱背好，腹背全练了，如有腰背疼，真是好妙巧。

9. 一团和气势

延王秘匙：化。

延王心要：同第三段“一团和气势”的“延王心要”。

动作说明：同第三段“一团和气势”的“动作说明”。（图 2–140）

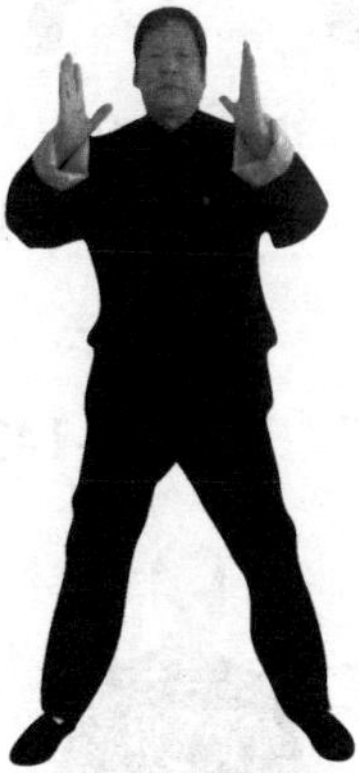

图 2–140

10. 仰面朝天势

延王秘匙：提。

延王心要：同第三段“仰面朝天势”的“延王心要”。

动作说明：同第三段“仰面朝天势”的“动作说明”。（图 2–141）

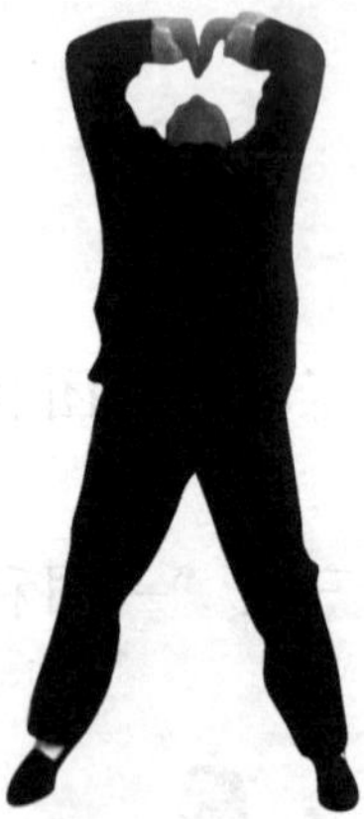

图 2–141

11. 收势

同第三段“收势”。（图 2–142—图 2–144）

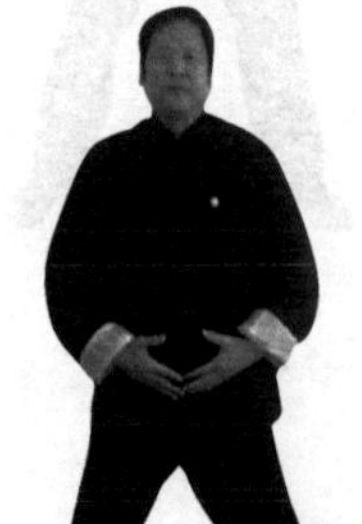

图 2–142

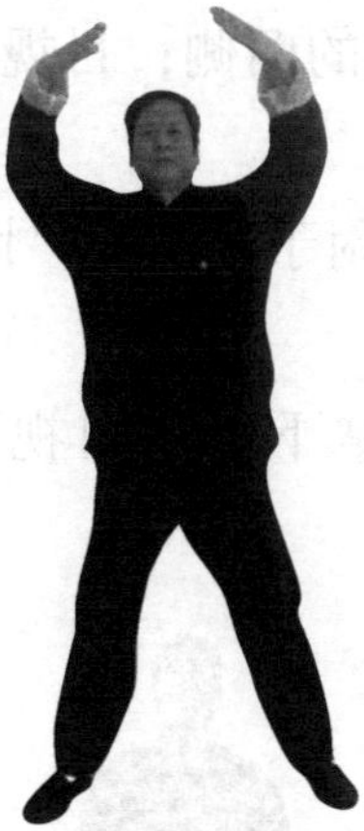

图 2-143

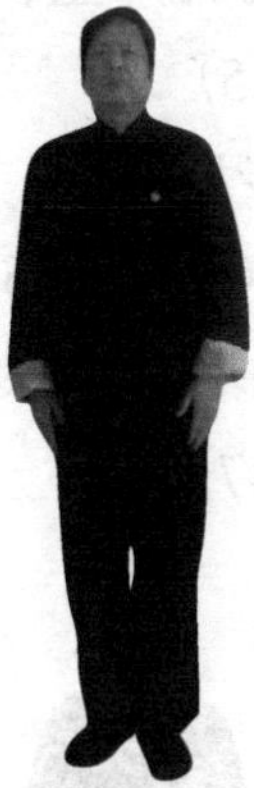

图 2-144

记忆歌：合掌颈后收，开闭气后流。前后吊弓尾，凸背气后求。

第六段　扭身式

1. 预备势

延王秘匙：定。

延王心要：如第三段“预备势”的“延王心要”。

动作名称：如第三段“预备势”的“动作名称”。

2. 马上献杵势

延王秘匙：定。

动作说明：

①两脚开立，两掌垂附于身体的两侧；目视前方。(图 2–145)

②步型不变；两臂屈肘转掌，附于小腹前；目微视前方。（图 2–146）

③左脚左横跨半步，屈身合掌下穿；目视下方。(图 2–147)

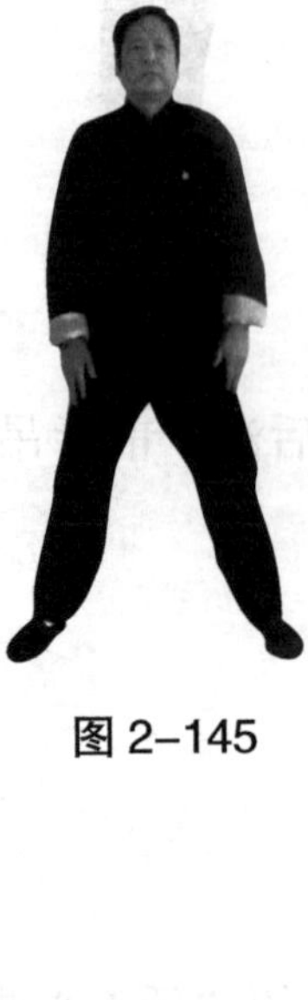

图 2–145

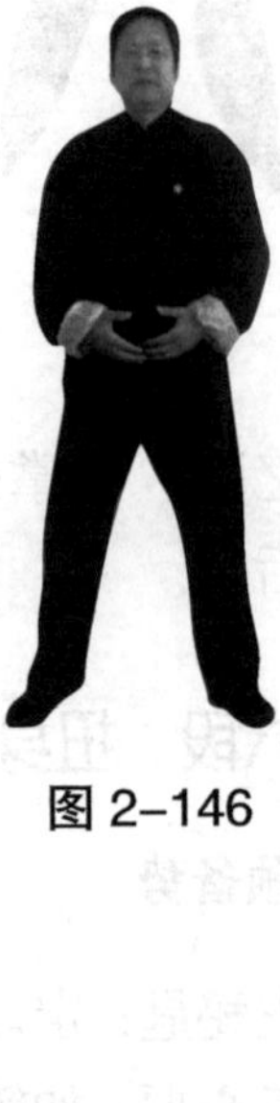

图 2–146

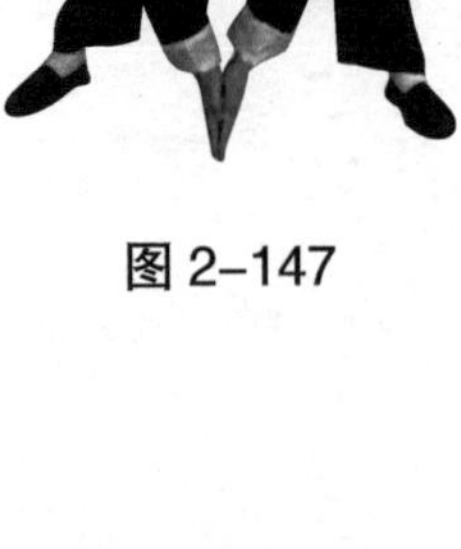

图 2–147

④身体上起，同时合掌向上穿出；目视双掌。（图2–148）

⑤两腿屈膝下蹲，身体下降，成马步；双掌合于胸前；目微视前方。（图 2–149）

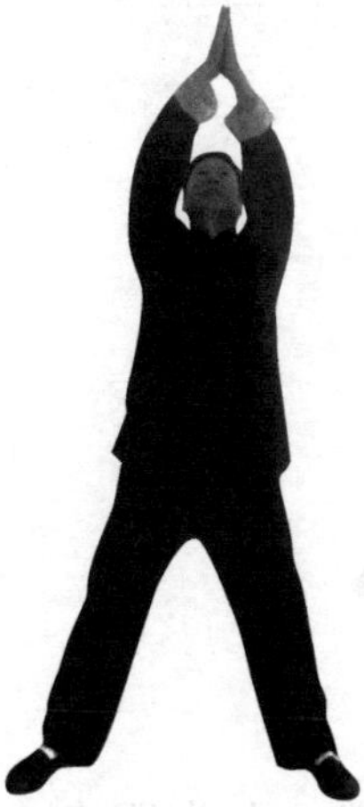

图 2–148

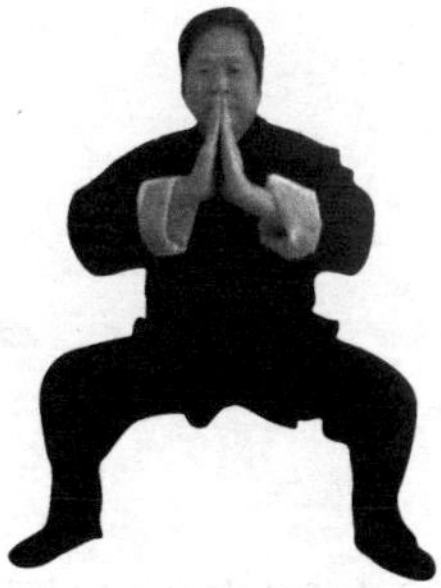

图 2–149

所起作用:掌上穿出,气随向上。马步蹲裆,气力相当。

3. 左旋伏地势

延王秘匙：拱。

延王心要：收手旋身，气海充盈。
侧身伏地，气穴下沉。
顶足拱受，牵动筋脉。
呼吸调和，心气平衡。

动作说明：

①承上势，两腿起立，两掌开端于两臂前；目微视左前方。（图 2–150）

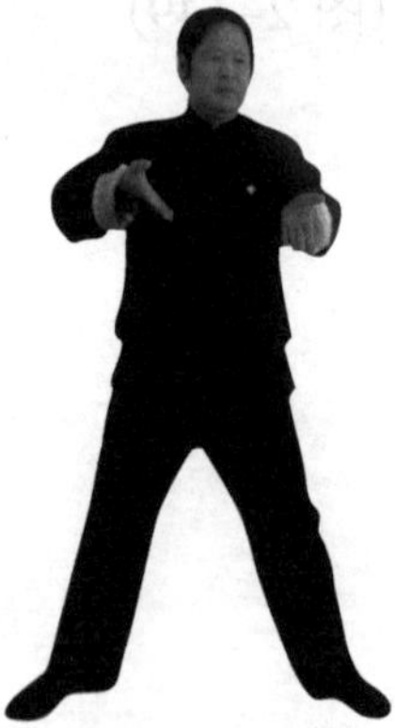

图 2–150

②左脚尖向左摆，腿屈膝半蹲，右脚跟向右后蹬出；挺膝蹬直，成左弓步；身体向左转 90°；两掌外旋于各自的肩下方，使掌心向下，吸气一口；目视左前下方。（图 2–151）

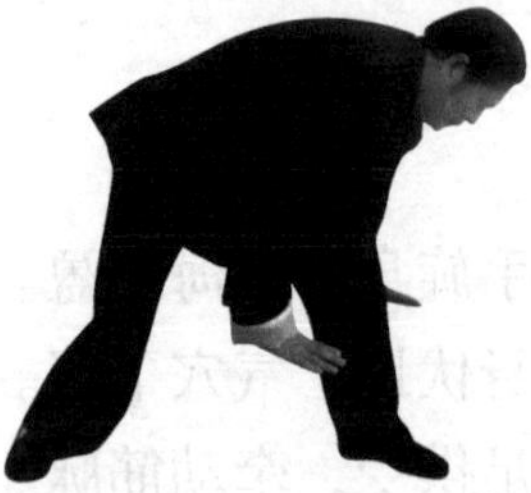

图 2–151

③两掌十指同时内旋向下、向前下方撑地，身体前倾探出，掌指和脚尖触地；目视左前下方。呼气，然后向前上方一撑，呼吸一次。（图 2–152、图 2–153）

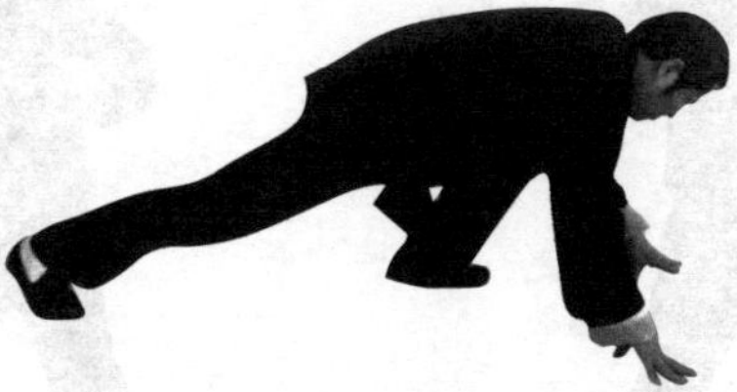

图 2–152

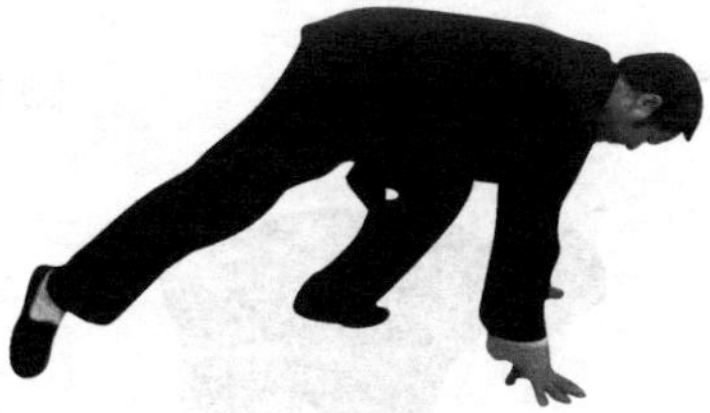

图 2–153

所起作用：十指地下撑，力能达股肱。吸气沉脚底，呼气灌劳宫。

4. 右旋伏地势

延王秘匙：拱。

延王心要：同上势左旋伏地势的“延王心要”。

动作说明：同上势左旋伏地势的“动作说明”，唯左右相反。（图 2-154—图 2-158）

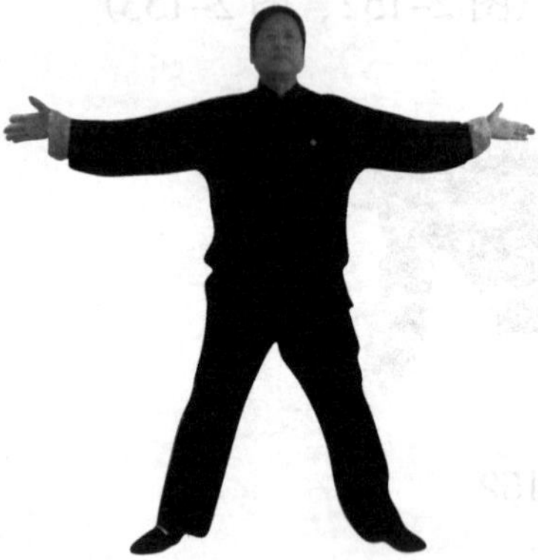

图 2-154

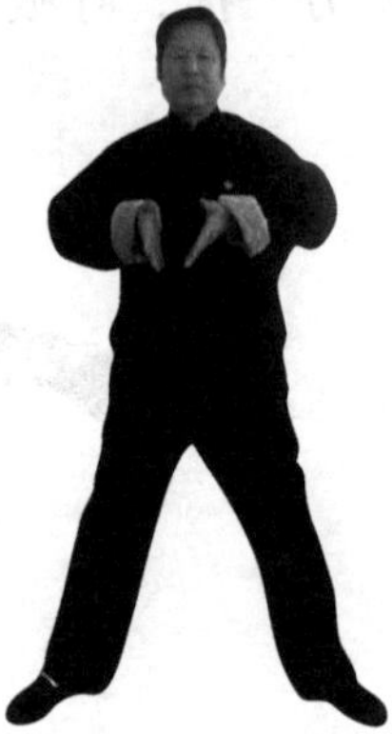

图 2-155

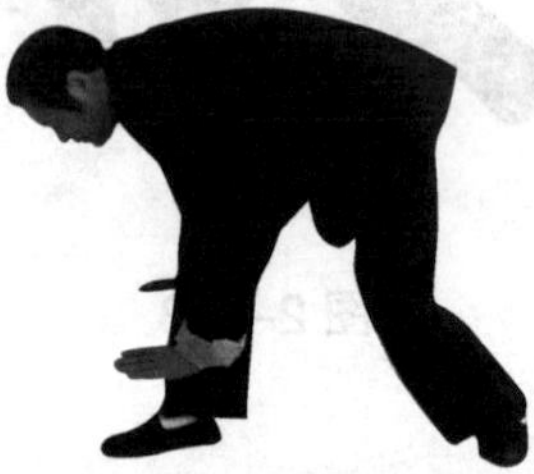

图 2-156

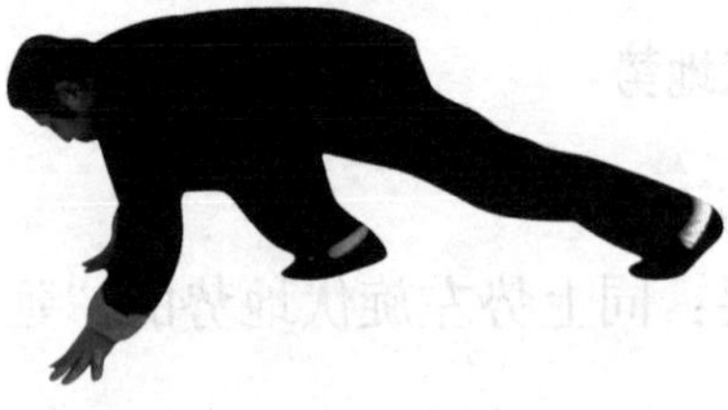

图 2-157

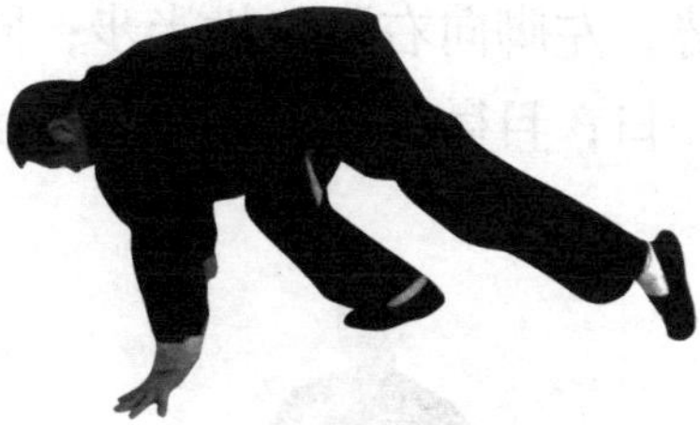

图 2–158

5. 献杵还原势

延王秘匙：收。

延王心要：侧旋伏地，筋脉通畅。
合掌还原，导气归心。
收功蓄气，承前启后。
九牛拽尾，前后心通。

动作说明：

①左脚尖内扣，右脚跟收回，身体向右上转 90°；同时两掌向左右分开；吸气一口；目微视前方。（图2–159）

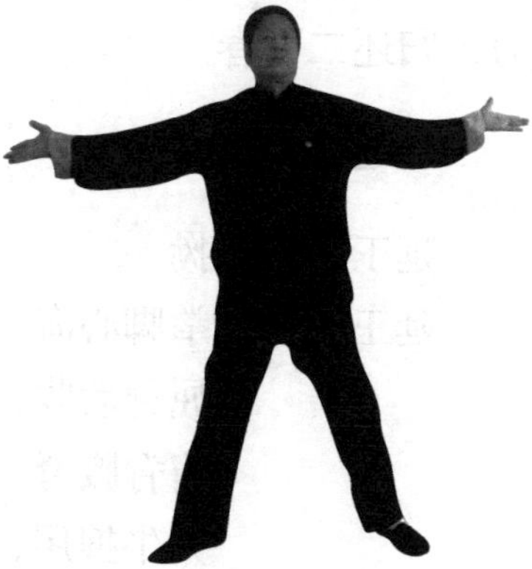

图 2–159

②紧接上势，左脚向右脚收拢半步；同时，两掌合于胸前；呼气一口；目微视前方。（图 2–160）

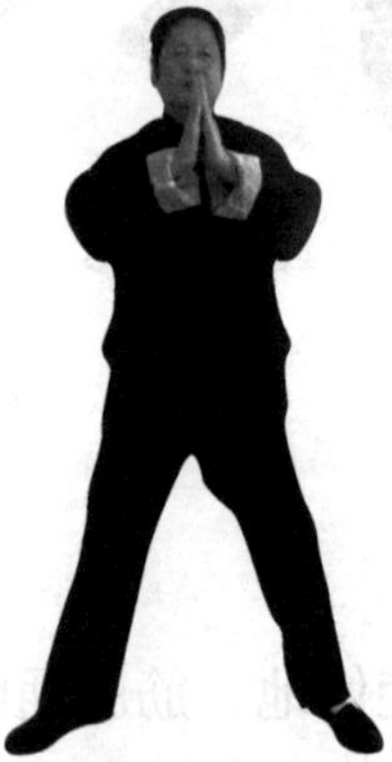

图 2–160

所起作用：合掌还原势，气血能归心。喘息能续力，归还二百春。

6. 左拽九牛尾势

延王秘匙：拗。

延王心要：拳脚心海，内气中分。

屈臂后收，气注命门。

肩脊腰肾，筋脉流畅。

九牛拽尾，前后心通。

动作说明：

①接上势，右腿弯曲，成右横裆步；同时，两掌尖前指，两掌以掌心为轴，左掌尖向右平旋转；右掌尖向左旋转；右掌在下左掌在上。目视左前方。（图 2-161）

②接上势，右掌向右上方拉开；左掌向左下方与右掌相反拉开；吸气一口；目视左前方。（图 2-162）

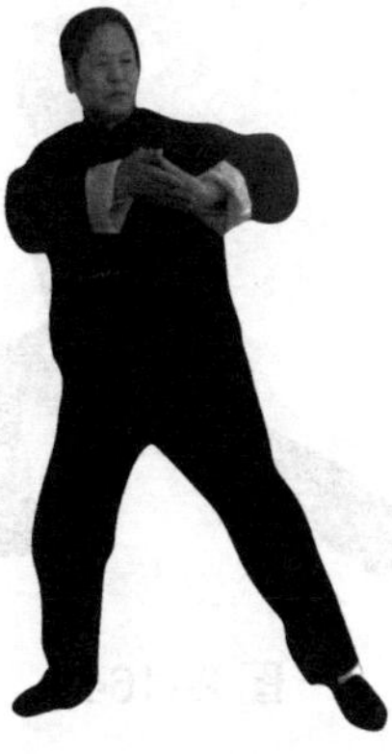

图 2-161

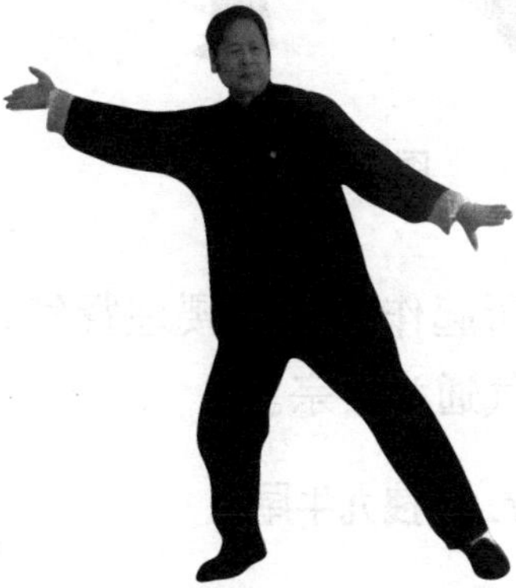

图 2-162

③左脚尖外摆，左腿屈膝半蹲，右腿挺膝蹬直，成左弓步；同时，身体向左转 90°；右掌变拳，向左、向下、向后背于腰后部，拳心向后；左掌变拳，向左上穿拳于左前方,使拳心向后；呼气一口；目视左前方。调息 3 次。（图 2–163）

④步型不变；右拳屈臂收于后腰处；同时屈左臂收左拳于脑后；目微视左前方。（图 2–164）

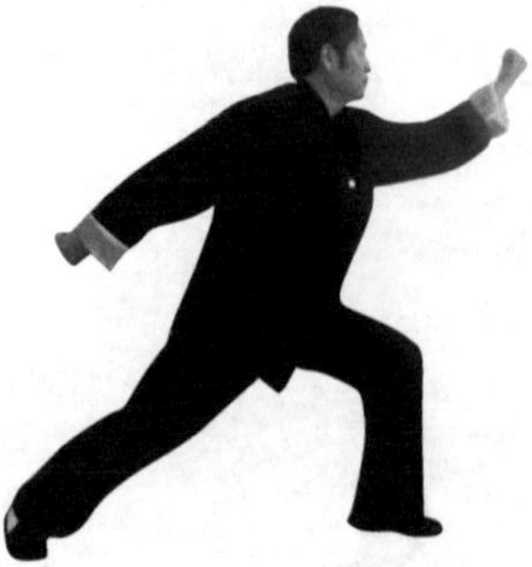

图 2–163

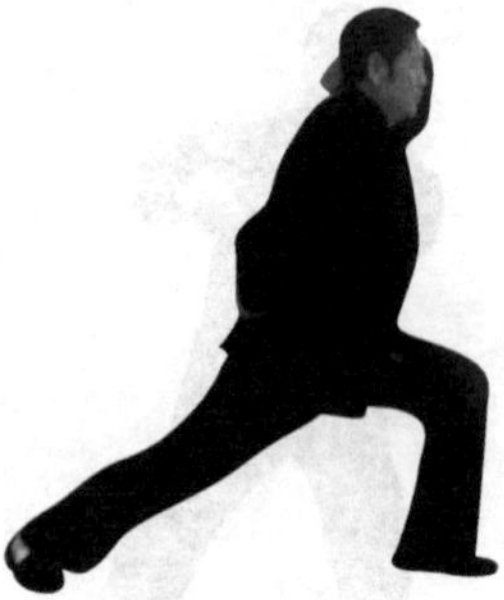

图 2–164

所起作用：转腰理肾气，弓步腿力增。屈臂缠丝劲，气通为要宗。

7. 右拽九牛尾势

延王秘匙：拗。

延王心要：同上势“左拽九牛尾势”的“延王心要”。

动作说明：

①接上势，右脚尖外摆，左脚跟向后蹬，右腿屈膝半蹲，左腿挺膝蹬直，成右弓步；同时身体向右转180°；左拳向上、向前、向后，使拳背于腰后；右拳向右上穿拳于面前；使拳心向后；目微视前方；吸气。(图 2–165)

②步型不变；右拳屈臂附于脑后；左拳屈臂收附于腰后；目微视右前方。(图 2–166)

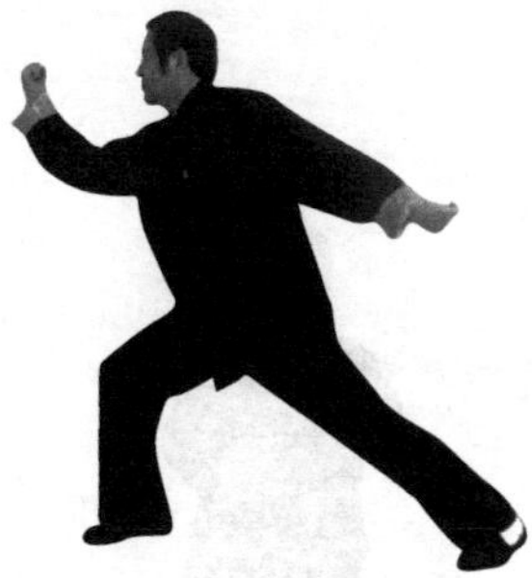

图 2–165

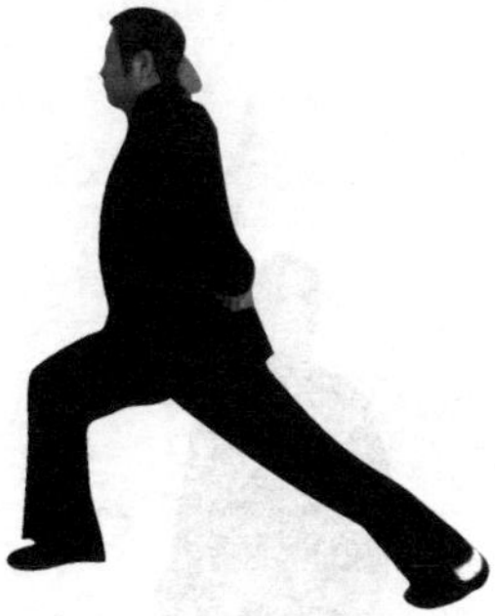

图 2–166

所起作用：同上势“左拽九牛尾势”。

8. 献杵还左势

延王秘匙：旋。

延王心要：旋身伏地，十方畅达。

九牛拽尾，前后心通。

左右还原，运气调和。

三观合一，万法归宗。

动作说明：

①两腿直立；身体左转 90°；双拳变掌，左掌高举于头上，掌心向左，右掌向下收于右后腰；目视前方。(图 2–167)

②承上势，右掌向上、向左、向下立掌收于胸前，使掌心向左；左掌向左、向下、向右横掌于胸前，使掌心向上；呼气；目微视前方。调息 3 次。（图 2–168）

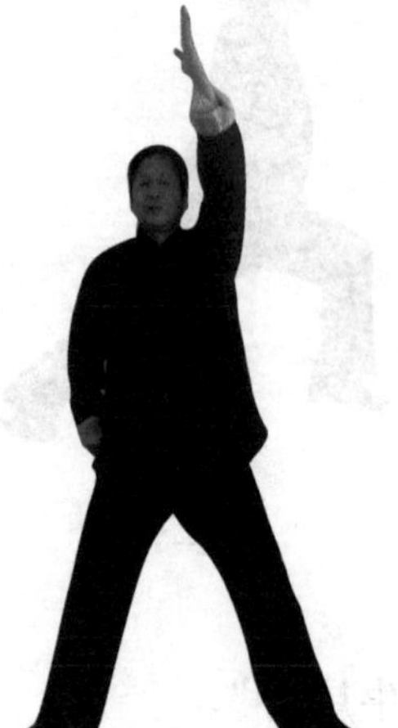

图 2–167

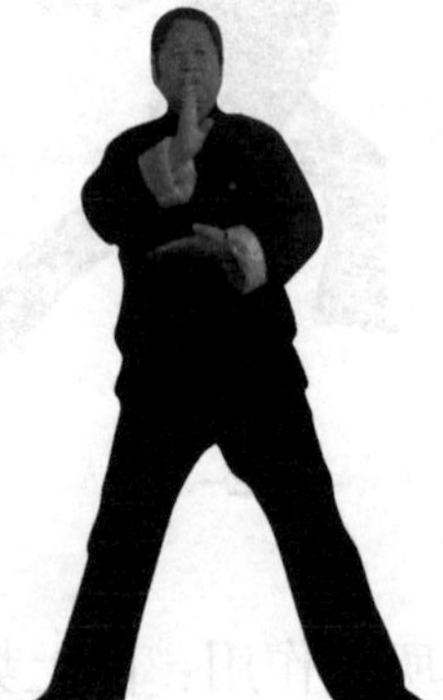

图 2–168

所起作用：三元套月势，气力皆能至。两脚稳扎根，上下若千钧。

9. 献杵还右势

延王秘匙：旋。

延王心要：同上势“献杵还左势”的“延王心要”。

动作说明：

①步型不动，右掌向上、向右、向左横于头的右上方，掌心朝上；同时，左掌向下、向左摆动；目微视前方。（图 2–169）

②接上势，左掌向上、向左、向下立掌于胸前，掌心向右；同时，右掌向下、向左横托于胸前，掌心向上；目微视前方。注意：此势臂开时吸气；臂合时呼气。然后调息 3 次。（图 2–170）

所起作用：同上势“献杵还左势”。

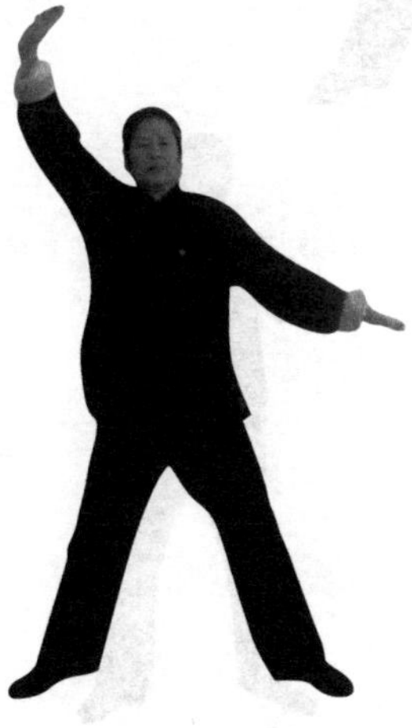

图 2–169

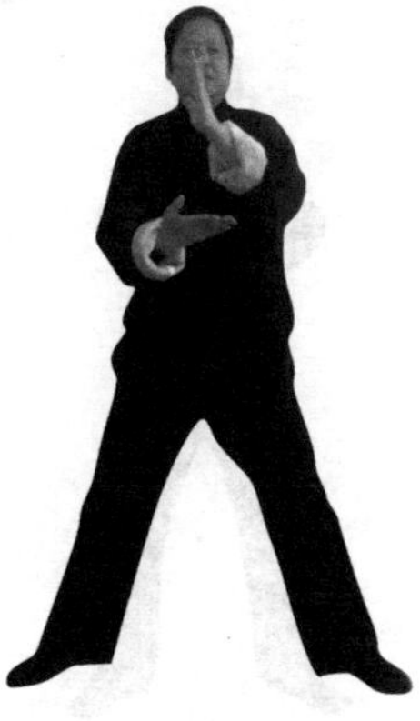

图 2–170

10. 仰面朝天势

延王秘匙：提。

延王心要：同第三段“仰面朝天势”的“延王心要”。

动作说明：同第三段“仰面朝天势”的“动作说明”。（图 2–171 — 图 2–175）

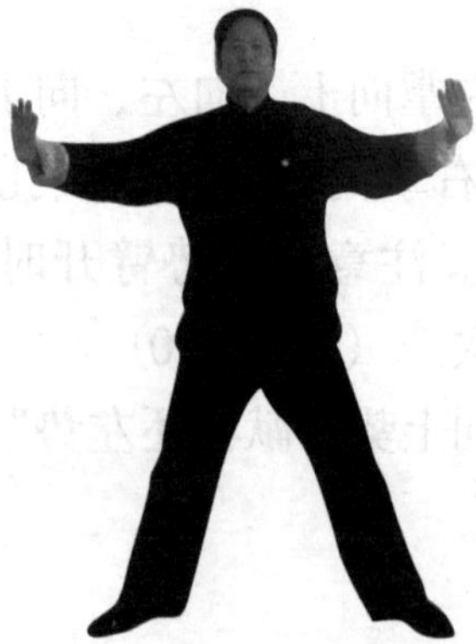

图 2–171

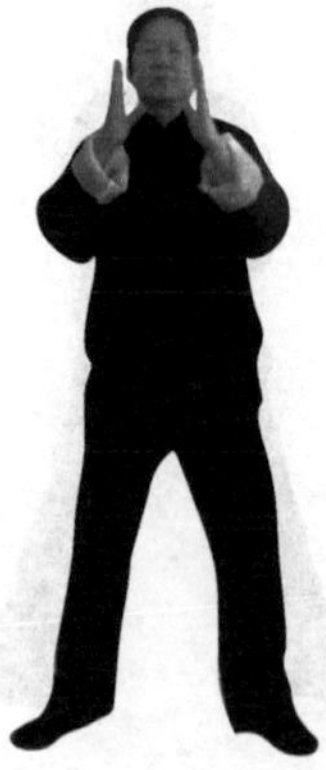

图 2–172

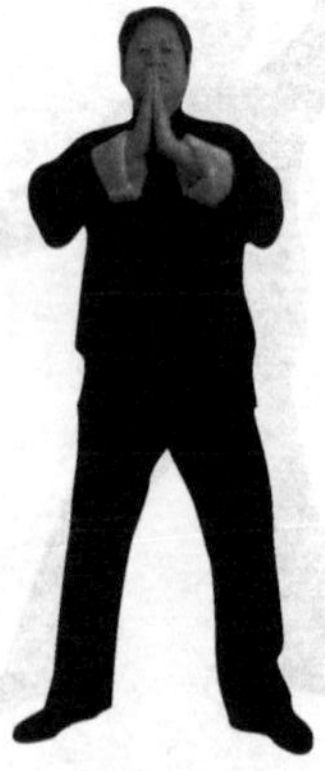

图 2–173

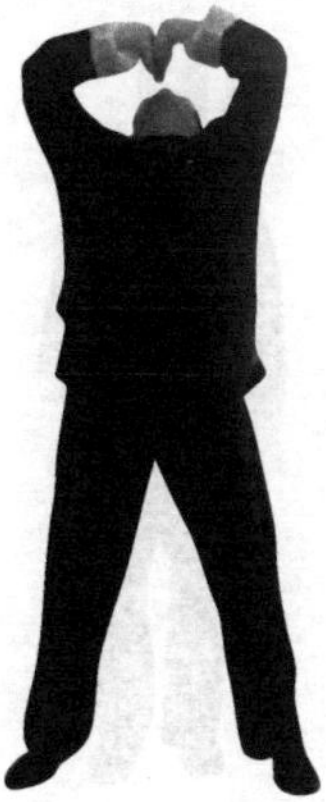

图 2–174

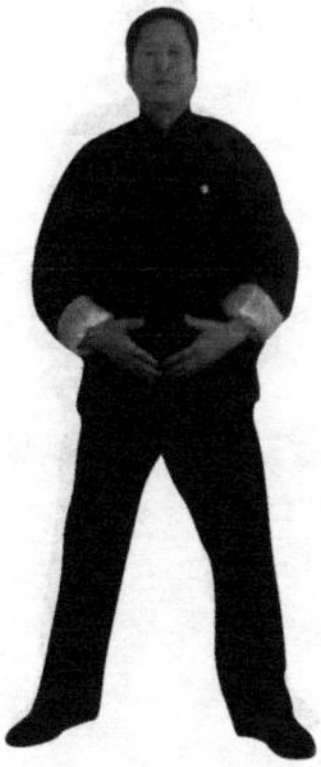

图 2–175

11. 收势

同第三段 “收势”。（图 2–176—图 2–178）

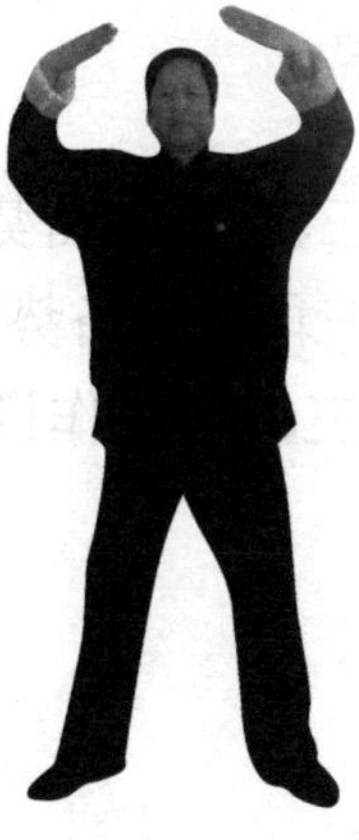

图 2–176

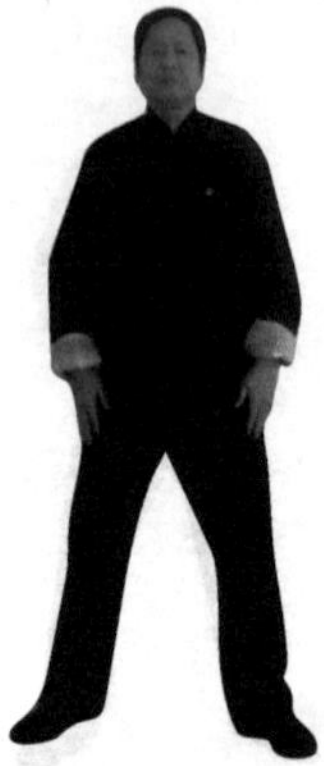

图 2–177

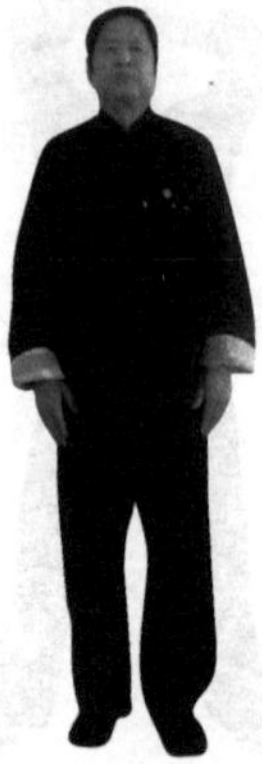

图 2–178

记忆歌：马步提掌起，饿虎扑食行。倒拽九牛势，左右都行通。

第七段　倒身势

1. 预备势

延王秘匙：同第三段 “预备势” 的 “延王秘匙”。

延王心要：同第三段“预备势” 的 “延王心要”。

动作说明：同第三段“动作说明”。（图 2–179 —图 2–181）。

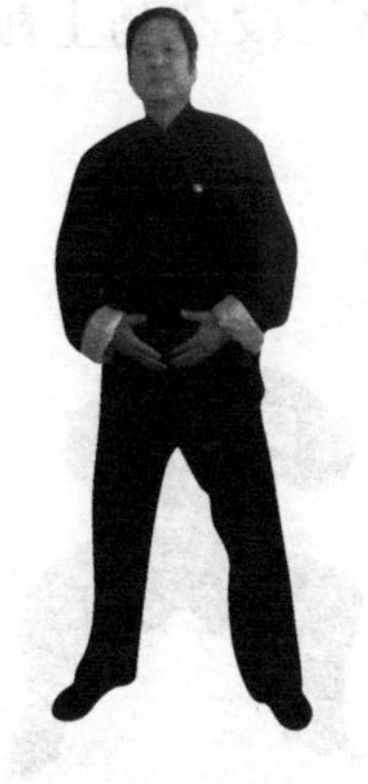

图 2–179

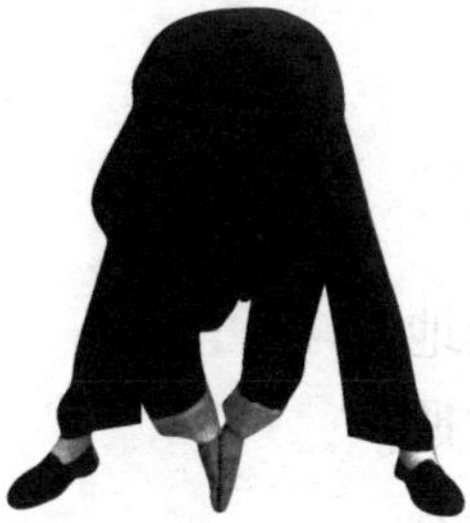

图 2–180

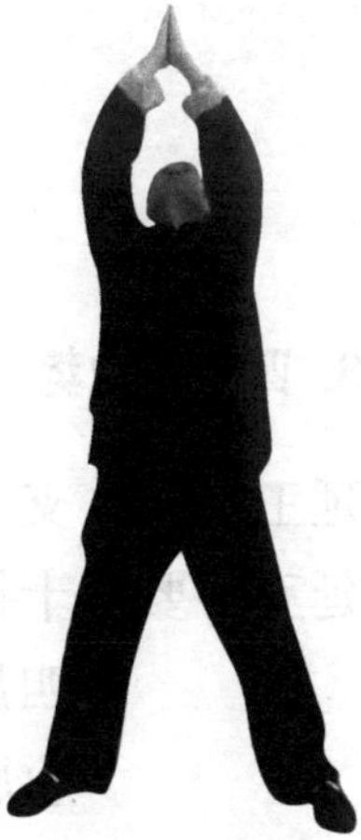

图 2–181

2. 马上献杵势

延王秘匙：架。

延王心要：同第三段“马上献杵势”的“延王心要”。

动作说明：同第三段“马上献杵势”的“动作说明”。（图 2–182）

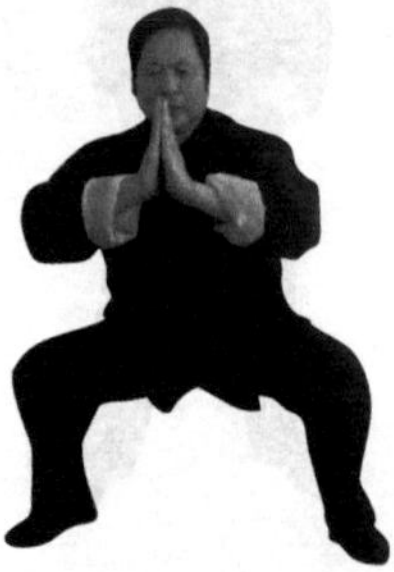

图 2–182

3. 四肢投地势

延王秘匙：支。

延王心要：十指前抓，十趾挂地。

四足鼎立，身体前欺。

收股沉肩，昂头耸脊。

身心平衡，均匀呼吸。

动作说明：

①两腿伸直，身体直立；左脚向右脚合并半步；同时，两臂外旋上提至腋前成阳掌；吸气一口；目微视前下方。（图 2–183）

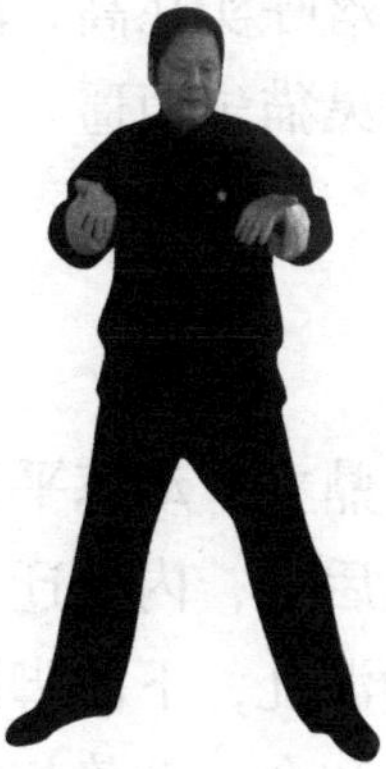

图 2–183

②两掌用俯掌沿身体两侧下按至腹前后，屈身前伏，十指在身前方撑地；呼气一口，然后调息 3 次；目视前下方。(图 2–184)

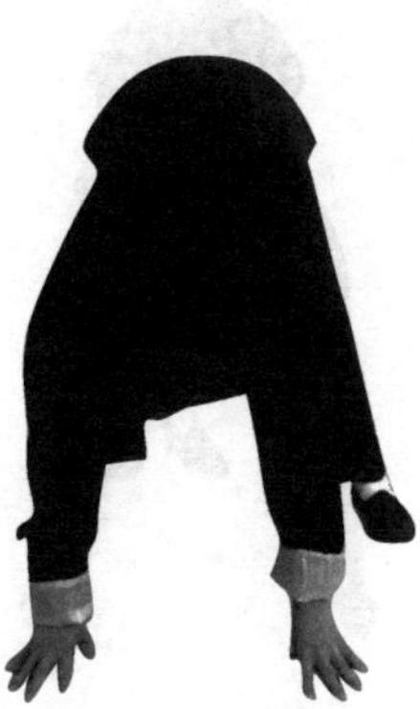

图 2–184

所起作用：起吸落呼实在高，两手攀足固肾腰。十指抓地无穷妙，势如灵猫乐逍遥。

4. 左鼎脚舒身势

延王秘匙：蹬。

延王心要：三足鼎立，动态平衡。
单腿后蹬，内气迂回。
前冲泥丸，下注脚跟。
身心和合，动静相宜。

动作说明：

①右脚和两手的十指着地支撑；身体前倾；两脚向内移，右脚屈膝离地；吸气一口；目微视前下方。（图2–185）

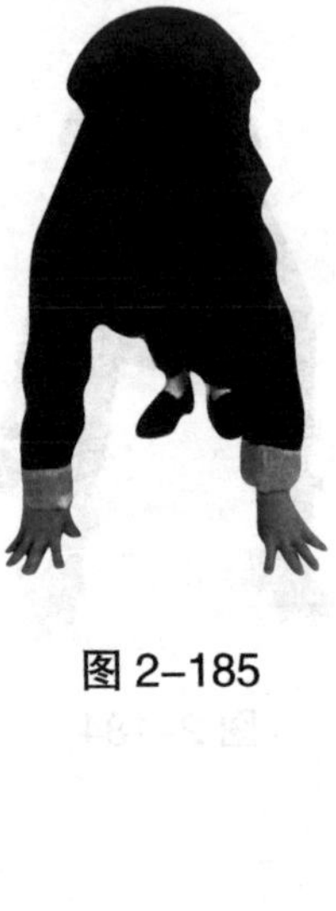

图 2–185

②紧接上势，左脚向后上方蹬出，使头、臀、脚在同一直线上；呼气一口；目微视前下方。（图 2–186、图2–186 附图）

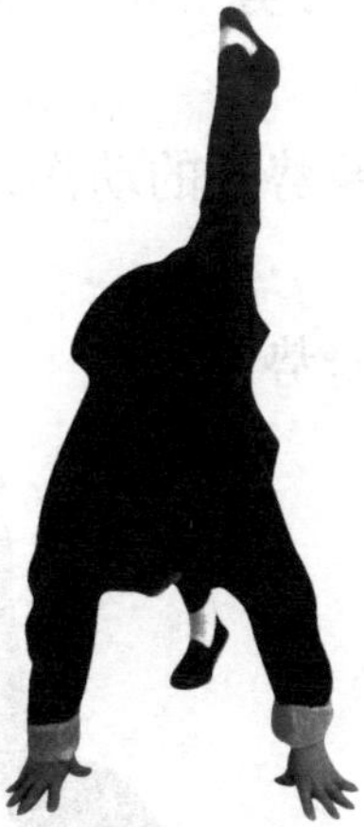

图 2–186

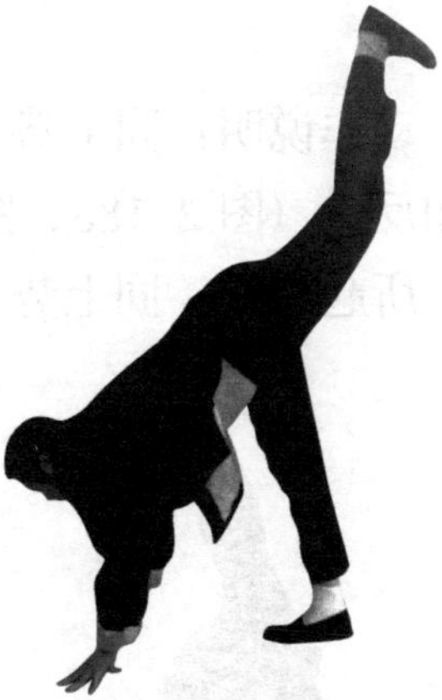

图 2–186 附图

③左脚在身后落地；目微视前下方。调息 3 次。（图 2–187）

所起作用：十指抓地下塌腰，吸气到底为妙招。舒身展腿于身后，从头到足气昭昭。

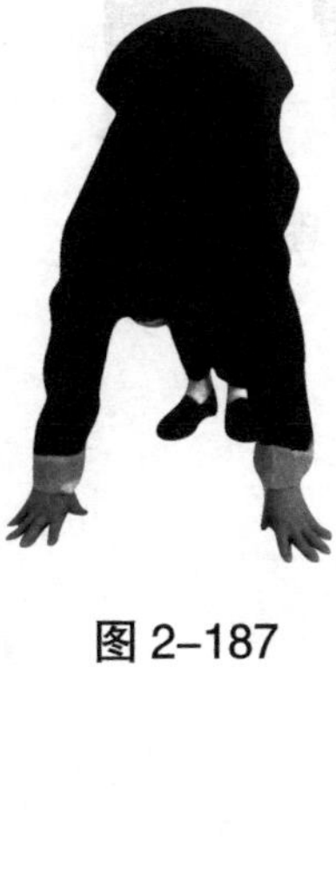

图 2–187

5. 右鼎脚舒身势

延王秘匙：蹬。

延王心要：同上势“左鼎脚舒身势”的“延王心要”。

动作说明：同上势“左鼎脚舒身势”的动作，唯左右相反。（图 2–188、图 2–189）。

所起作用：同上势“左鼎脚舒身势”。

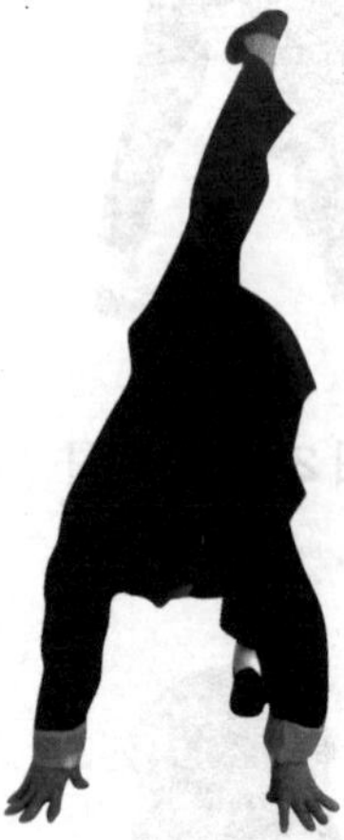

图 2–188

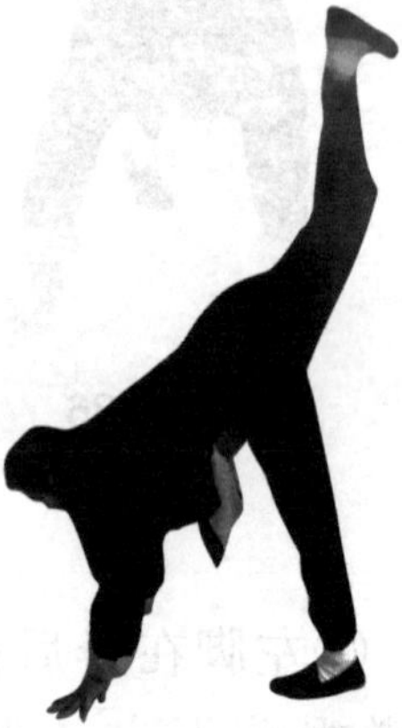

图 2–188 附图

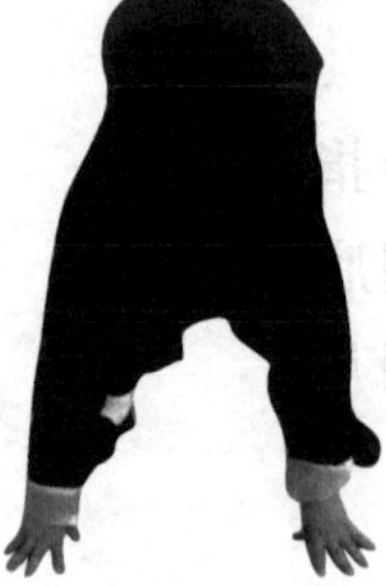

图 2–189

6. 起身献杵势

延王秘匙：起。

延王心要：单足鼎立，气流五体。
起身献杵，导气归原。
合掌拱立，眼鼻观内。
三呼三吸，真气绵绵。

动作说明：

①双掌按地，两腿蹬直；上身挺起，两掌向外、向上、向前合于胸前；目微视前方；呼气一口。调息 3 次。（图 2-190）

②步型不变；双掌合实于胸前；目微视前方。（图 2-191）

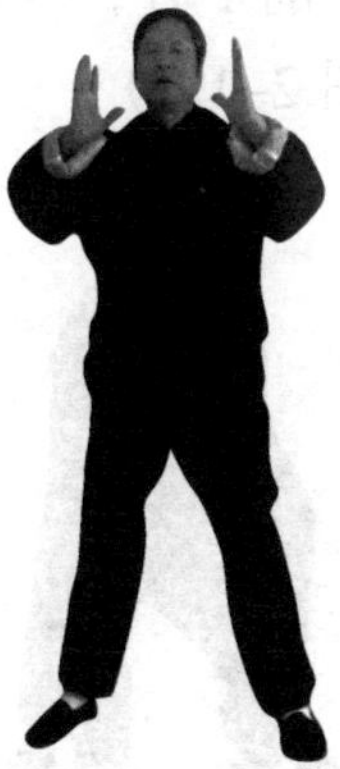

图 2-190

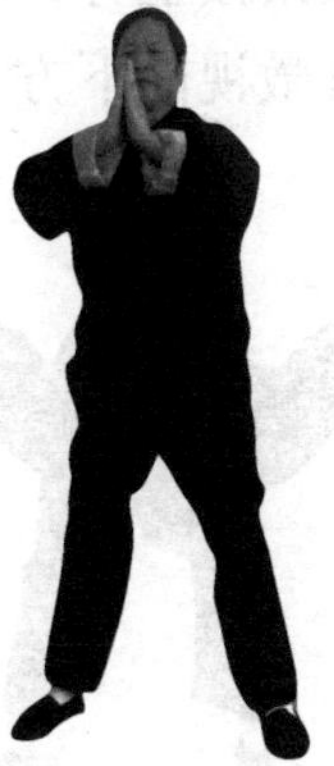

图 2-191

所起作用：两掌相照，真气绵绵。三呼三吸，上下相连。

7. 正提打弓势

延王秘匙：提。

延王心要：提手打恭，大起大落。
身体曲直，大合大开。
长呼长吸，上下一线。
天圆地达，一字通关。

动作说明：

①双腿屈膝下蹲；向前伏身；同时双臂外旋；吸气一口；双掌向外开张，使双掌的掌心向外；目微视前下方。（图 2–192）

②紧接上势，双掌向下、合指于前下方，双掌心向上；目微视前下方；呼气一口。（图 2–193）

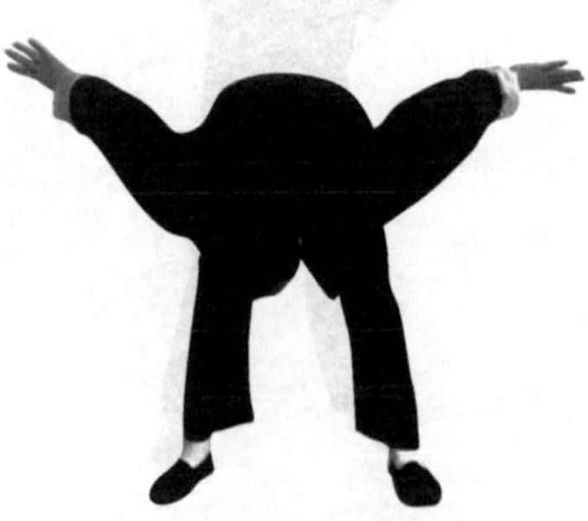

图 2–192

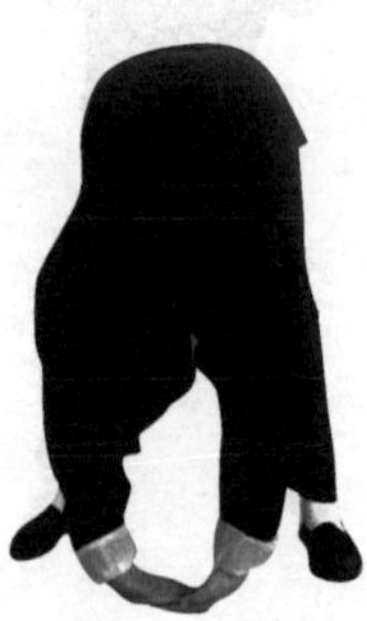

图 2–193

③两腿伸直，挺腰直背；同时，合掌向前、向上举高，掌心向下；目视双掌；吸气一口。（图 2-194）

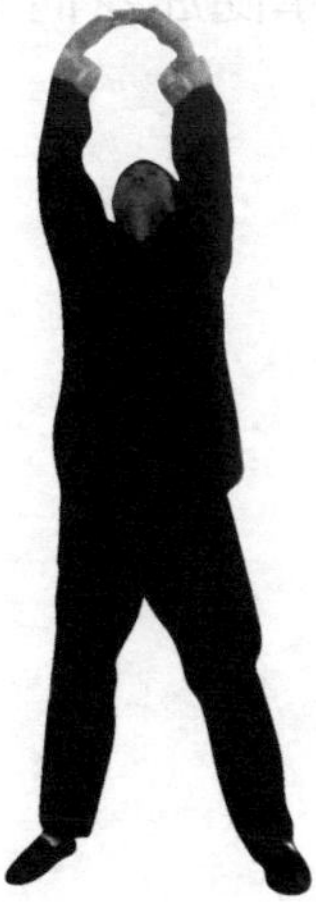

图 2-194

④两腿屈膝，合掌向前、向下，停于两腿的前方，掌心向上；呼气一口；目视前下方。（图 2-195）

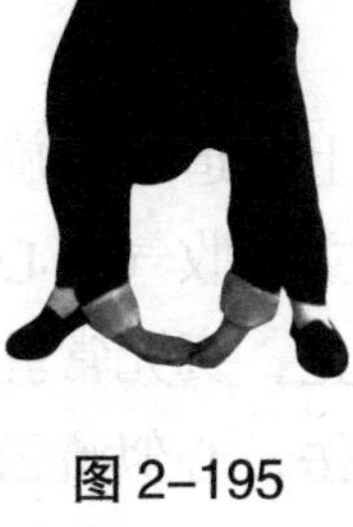

图 2-195

⑤步型不变；双掌随伸腰与头举平；目微视前方。(图 2–196)

⑥步型不变；双掌随屈身向下扑掌，掌心向上；目视双掌。（图 2–197)

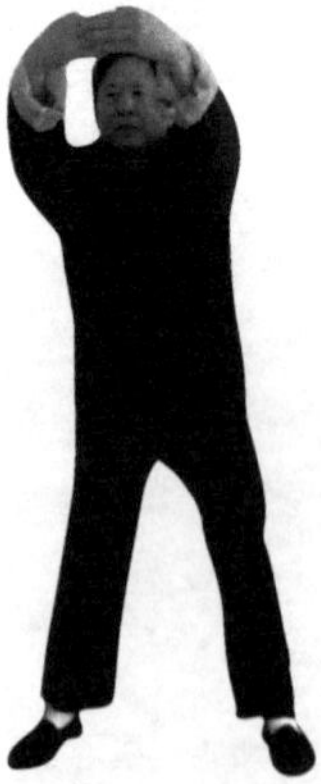

图 2–196

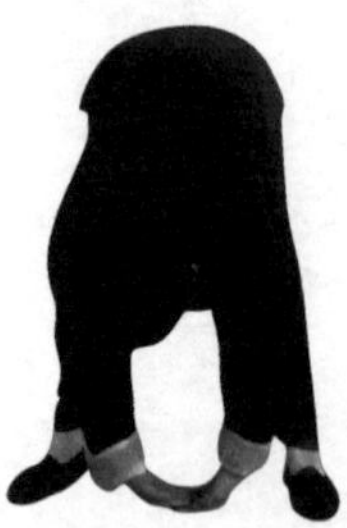

图 2–197

所起作用：提手打恭，上下气通。腰腹坚壮， 坚持始终。

8. 横肱正立势

延王秘匙：横。

延王心要：引手向上，道气上旋。
横肱直立，收气归心。
双臂常止，真元常驻。
身如山岳，心似流云。

动作说明:

①接上势，两腿蹬直，身体上挺；同时，两臂外旋拉开，掌心向上；吸气一口；目微视前方。(图 2–198)

②肘尖不动；双掌向上、向内变拳横于胸前，使拳面相对；目微视前方；呼气一口。调息 3 次。（图 2–199）

③两臂外旋下垂，使两拳心向后；目视前方。（图 2–200）

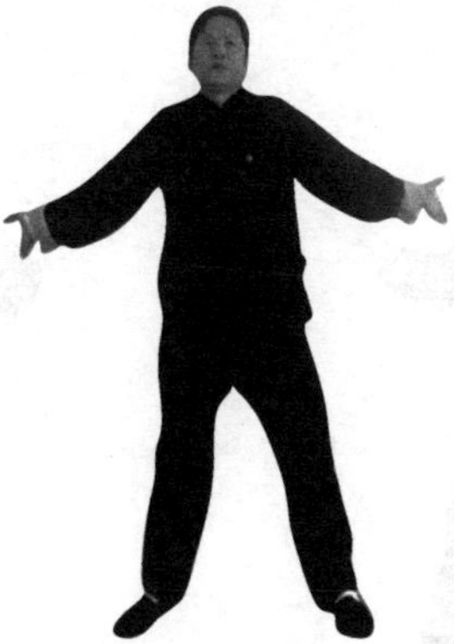

图 2–198

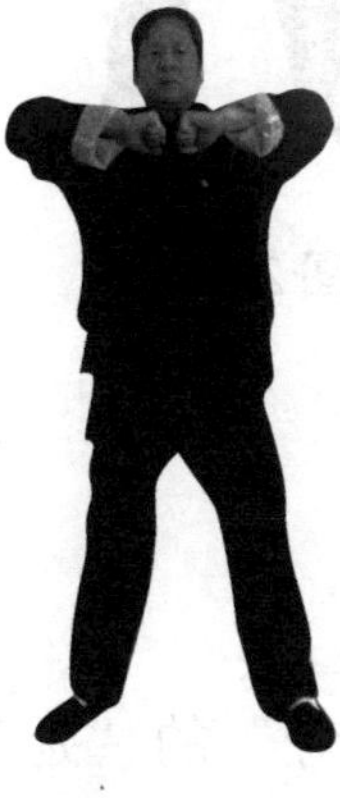

图 2–199

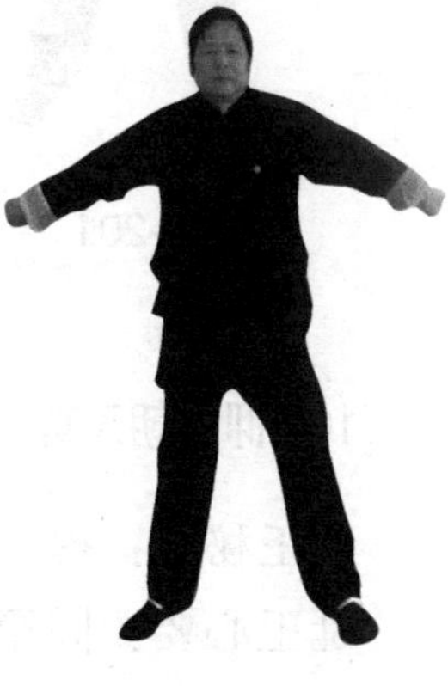

图 2–200

所起作用：横肱直立，调动真气。两臂外旋，真气连连。

9. 一团和气势

延王秘匙：化。

延王心要：同第三段“一团和气势”的“延王心要”。

动作说明：同第三段“一团和气势”的“动作说明”。（图 2-201、图 2-202）

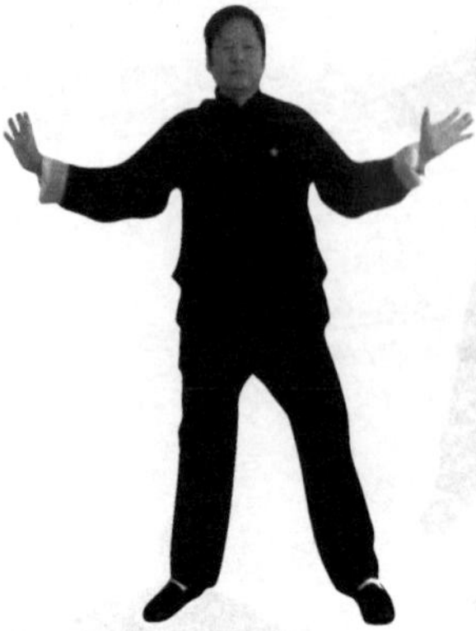

图 2-201

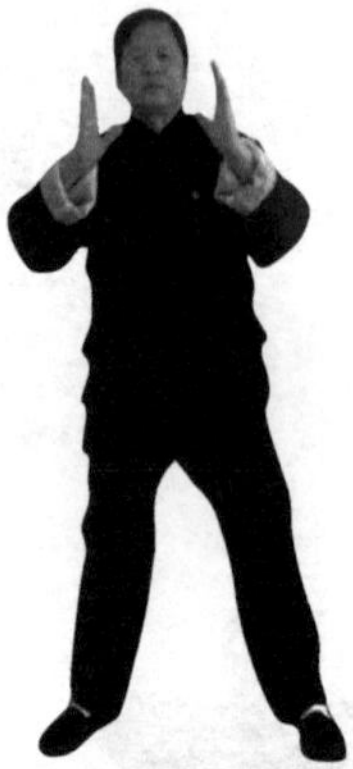

图 2-202

10. 仰面朝天势

延王秘匙：提。

延王心要：同第三段“仰面朝天势”的“延王心要”。

动作说明：同第三段“仰面朝天势”的“动作说明”。（图 2–203 — 图 2–205）

所起作用：同第三段“仰面朝天势”。

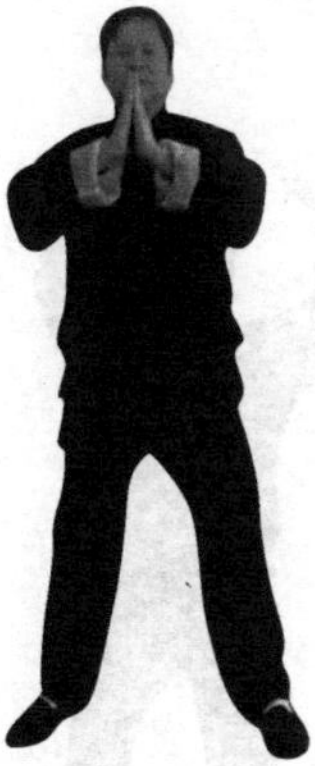

图 2–203

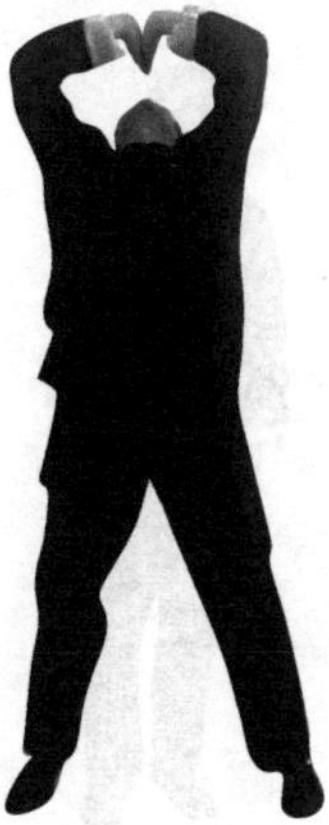

图 2–204

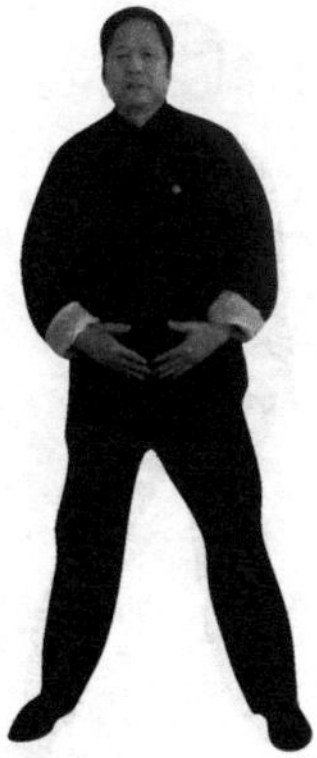

图 2–205

11. 收势

同第三段的“收势”。(图 2-206—图 2-208)

记忆歌：打躬做起势，各自脚后蹬。站立横肱势，合捧气灵通。

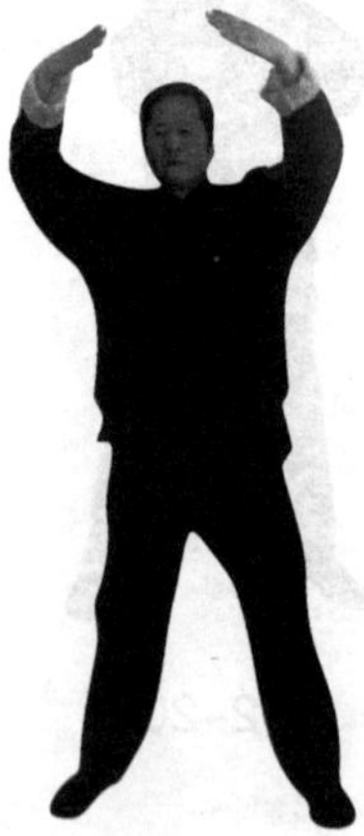

图 2-206

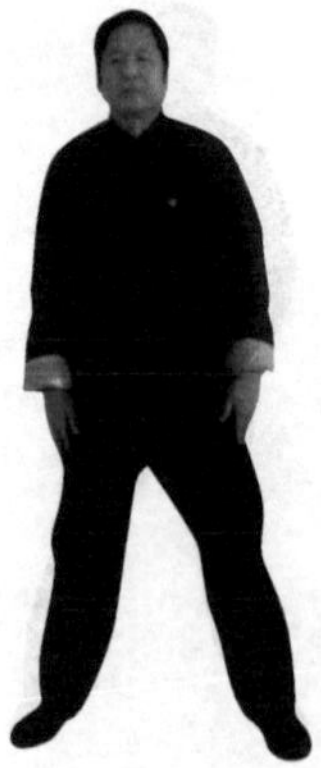

图 2-207

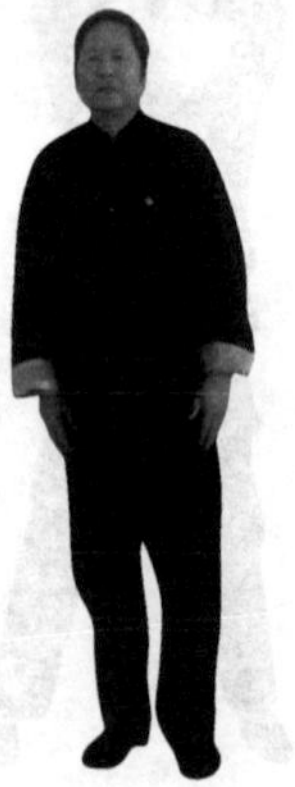

图 2-208

第八段 翻身式

1. 预备势

两腿伸直开立；两掌掌尖向前划平圆后，两臂弯曲使两掌收于小腹前；也可十指交叉，掌背向外；目微视前方。（图 2–209、图 2–210）

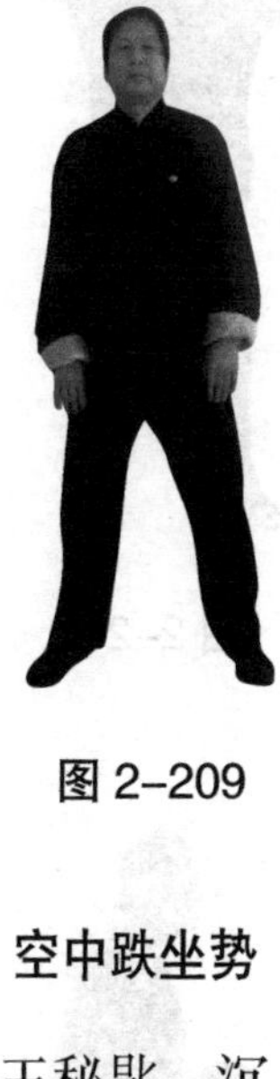

图 2–209

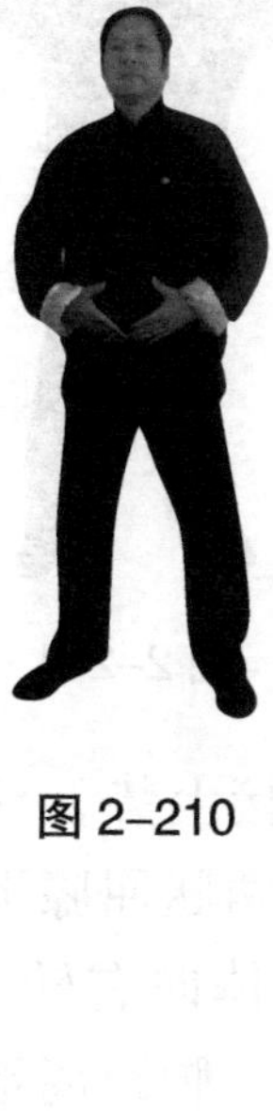

图 2–210

2. 空中跌坐势

延王秘匙：沉。

延王心要：扭身提气，舒肝固肾。
腋下载全，内气下沉。
拳压肩挑，拉开筋脉。
气冲海底，上挂天门。

动作说明：

①屈肘，两掌向上托至两肩前；吸气一口；目微视前方。（图 2–211）

②两掌变拳，拳心朝前；目微视前方。（图 2–212）

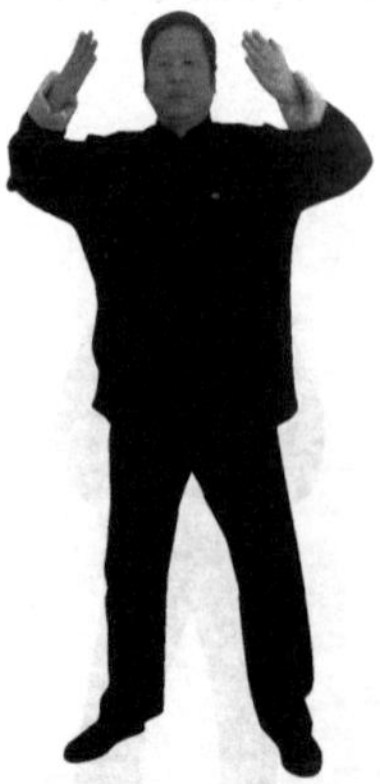

图 2–211

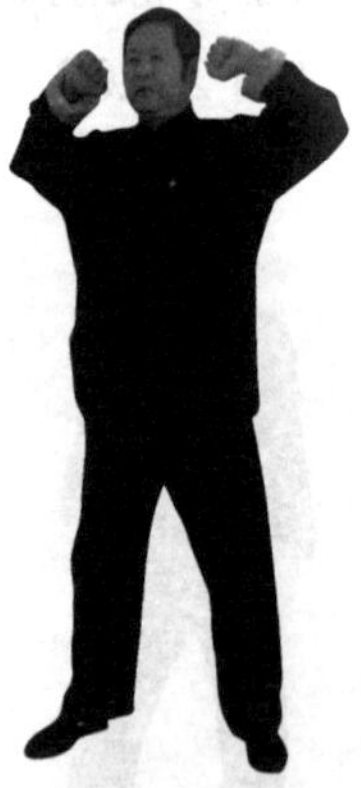

图 2–212

③接上势，双臂内旋下穿；两腿屈膝下蹲，同时，身体向右转 90°；左腿全屈，脚跟离地，重心落在左腿的前脚掌上；两拳下垂于两腿的外侧，两臂垂直，拳心朝外；目微视前方；呼气一口。然后调息 3 次。（图2–213）

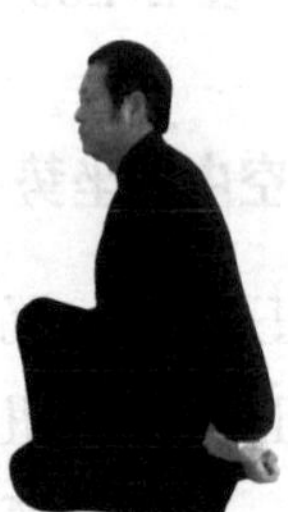

图 2–213

所起作用：扭身提气，上达泥丸。歇步垂肩，气贯丹田。

3. 小鬼推门势

延王秘匙：推。

延王心要：回手上端，清流入海。
反手推门，气往后心。
气息绵绵，清流续续。
上下流转，前后贯通。

动作说明：

①接上势，两臂外旋，同时拳变掌向前上方撩出；掌心向前；目微视前方。（图 2–214）

②上动不停，两臂内旋使两掌转至两掌指向上，掌心朝前；目微视前方。（图 2–215）

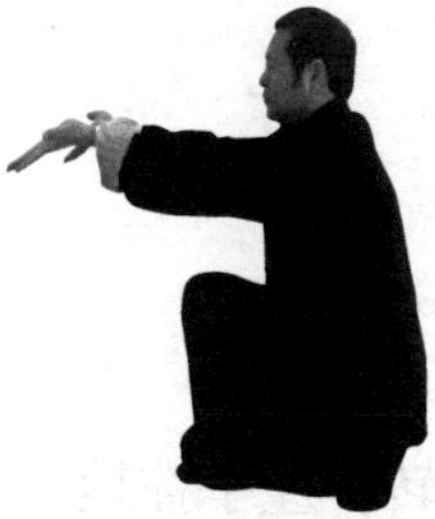

图 2–214

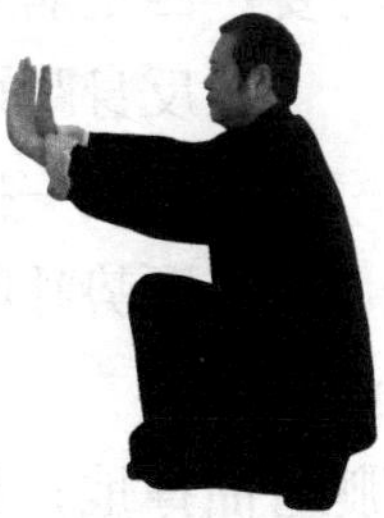

图 2–215

③两掌向下、向后摆至身后反臂后举，掌心向后下方；吸气一口；目微视前方。调息 3 次。（图 2–216）

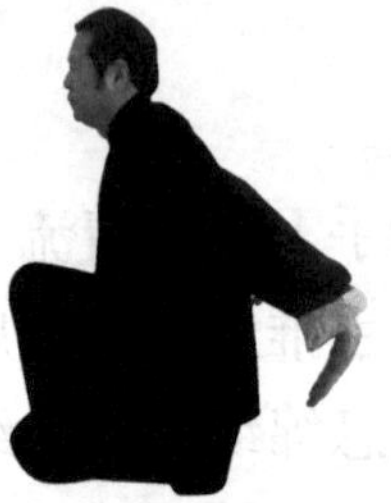

图 2–216

所起作用：小鬼推磨势如鹰，如同站在风雪中。反臂后举增臂力，气运周身任意行。

4. 翻身蹲踞势

延王秘匙：踞。

延王心要：四足鼎立，腰直胯平。

反身蹲踞，力着于心。

四肢一撑，筋脉反弹。

顺势呼吸，导气逆行。

动作说明：

①两腿弯曲撑地；身体向左后翻转，左手撑地，右手向左上方摆动；目微视左下方。（图 2–217）

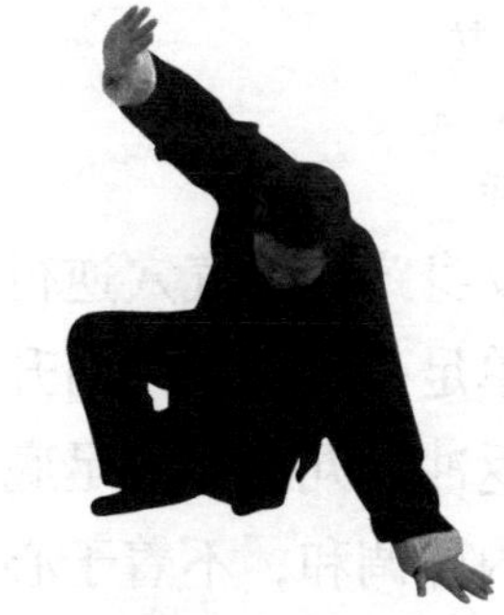

图 2–217

②紧接上势，右手相继在右下方撑地，成四肢反身蹲踞势；吸气一口；目视上方。 (图 2–218)

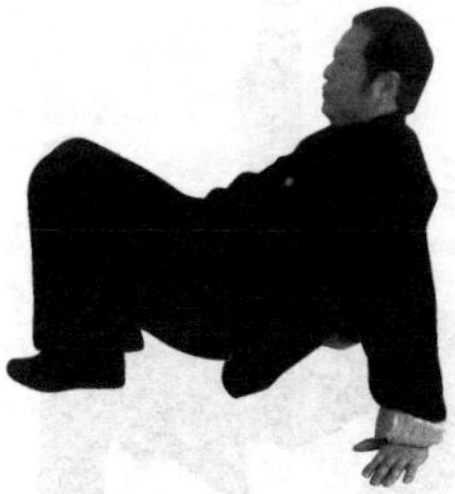

图 2–218

所起作用：四力撑地翻身行，股肱之力亦能增。此时气向逆方走，如同飘在云端中。

5. 左抵脚鼎立势

延王秘匙：提。

延王心要：反身蹲踞，气穴逆行。
单足上提，导气回升。
返冲泥丸，下潜足底。
内外调和，不着于心。

动作说明：接上势，两掌和右脚撑地；左脚抬起向前上方直立，左脚尖尽力上撑；目视左脚；吸气一口。调息 3 次。（图 2–219）

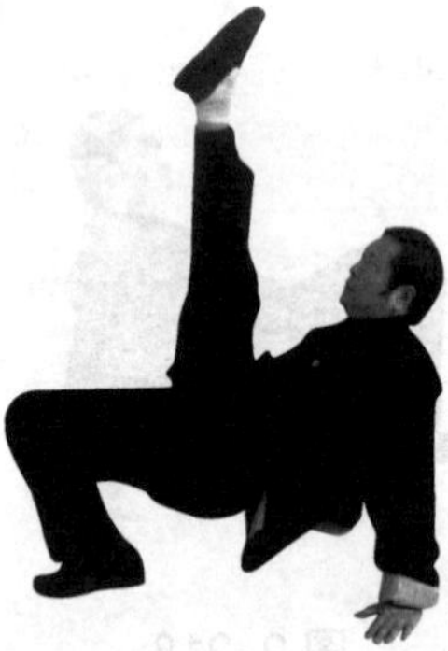

图 2–219

所起作用：独脚撑地一臂撑，如同独挡一面风。实在臂力长得快，气则上下来往中。

6. 苇舟侧卧势

延王秘匙：挺。

延王心要：五指挂地，单足行功。

直臂曲肘，侧卧开弓。

收胯挺脊，强腰固肾。

逆流正转，左右互通。

动作说明：

①右腿屈曲，使小腿放在左大腿的下侧端。（图2-220）

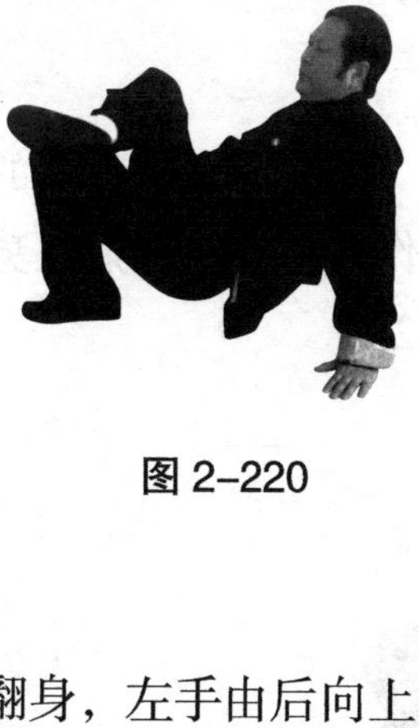

图 2-220

②身体向右翻身，左手由后向上、向前划弧，内收上提至头上方，停于左耳上方；拳心向前；同时，腰胯向上一挺；呼气一口；目视前方。（图 2-221、图 2-221 附图）

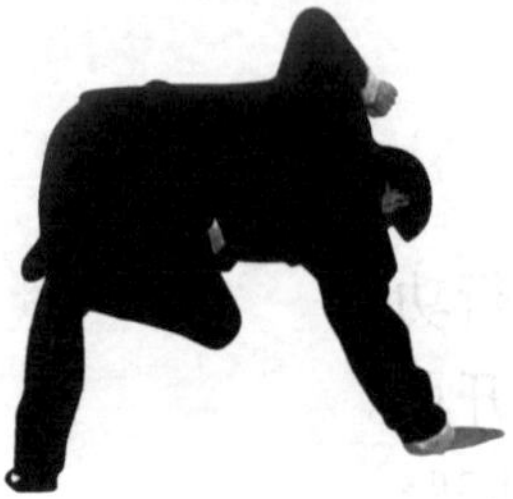

图 2-221

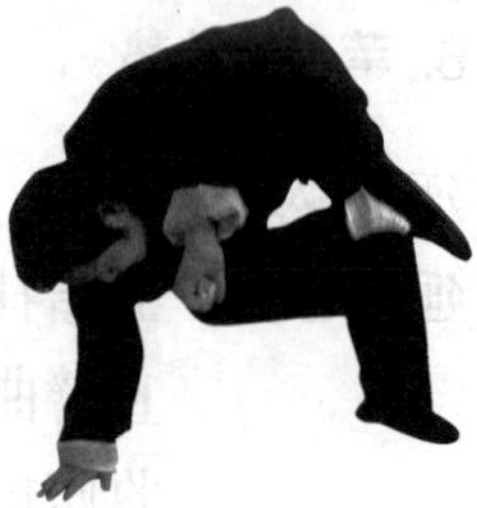

图 2-221 附图

所起作用：苇舟侧卧势，腰腿力都至。达摩翻身高，身如飘云霄。

7. 右抵脚鼎立势

延王秘匙：提。

延王心要：同“左抵脚鼎立势”的“延王心要”。

动作说明：动作同“左抵脚鼎立势”，唯左右相反。（图 2–222、图 2–223）

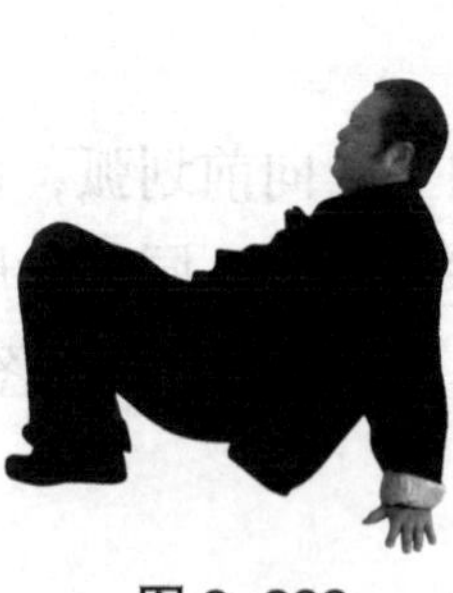

图 2–222

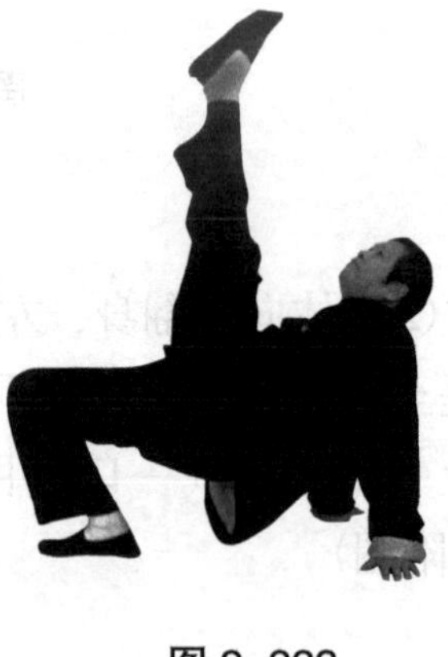

图 2–223

所起作用：同“左抵脚鼎立势”。

8. 苇舟侧卧势

延王秘匙：挺。

延王心要：五指挂地，单足行功。
直臂曲肘，侧卧开弓。
收胯挺脊，强腰固肾。
逆流正转，左右互通。

动作说明：动作同“苇舟侧卧势”，唯左右相反。(图 2–224、图 2–225)

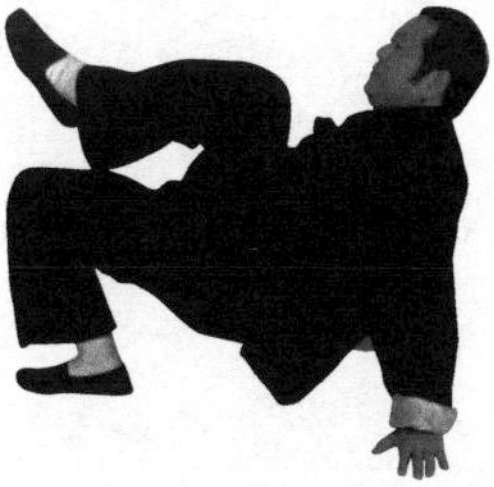

图 2–224

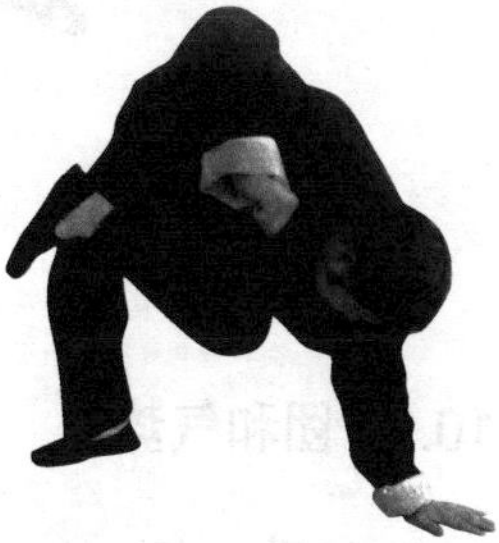

图 2–225

9. 韦驮献杵势

延王秘匙：收。

延王心要：苇舟侧卧，左右互通。
起身合十，聚气收功。

十指抱圆，一团和气。

双手开合，化气圆融。

动作说明：左脚在身下回收落地；挺身站起，身体直立；两臂向左右分开下捧，两掌向下；吸气一口；目微视前下方。（图 2-226）

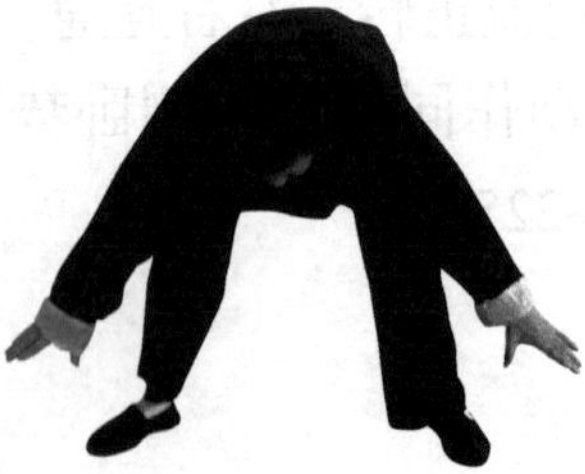

图 2-226

10. 一团和气势

延王秘匙：融。

延王心要：苇舟侧卧，左右互通。

起身合十，聚气收功。

十指抱圆，一团和气。

双手开合，化气圆融。

动作说明：

①左脚向右脚半步；两掌掌心相对；吸气一口；目微视前方。（图 2–227）

②双掌再复合十；呼气；目微视前方。（图 2–228）

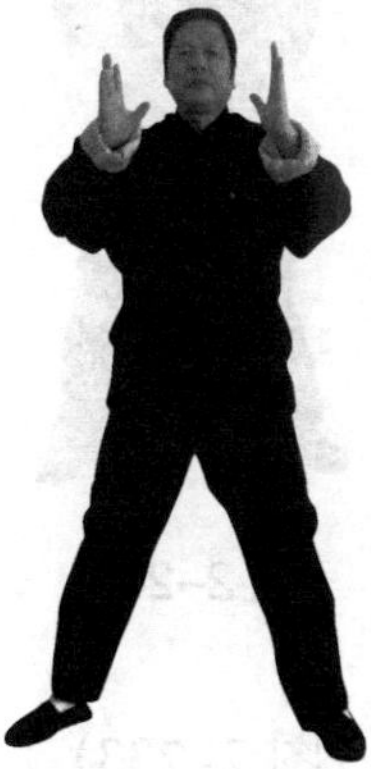

图 2–227

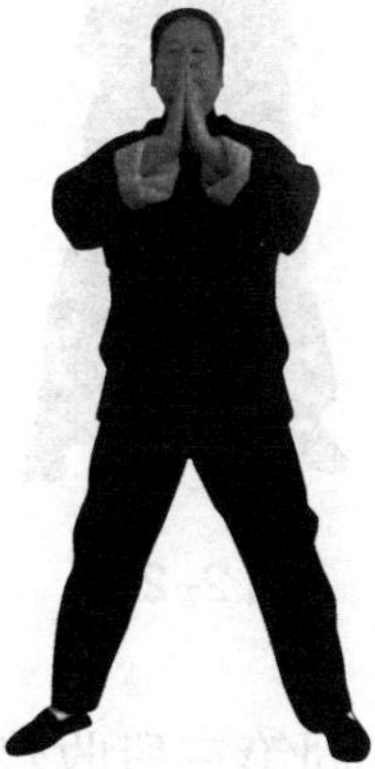

图 2–228

所起作用：合步直立，上下放松。双掌合十，阴阳交焉。

11. 收势

①仰面朝天势

延王秘匙：提。

延王心要：同第三段“仰面朝天势”的 “延王心要”。

动作说明：同第三段“仰面朝天势”的“动作说明”。（图 2–229、图 2–230）

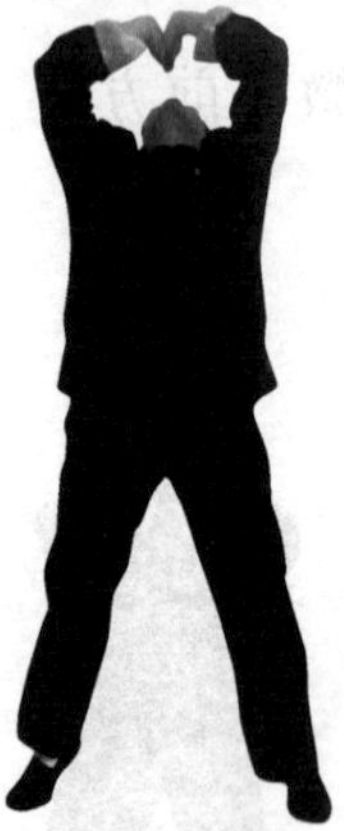

图 2–229

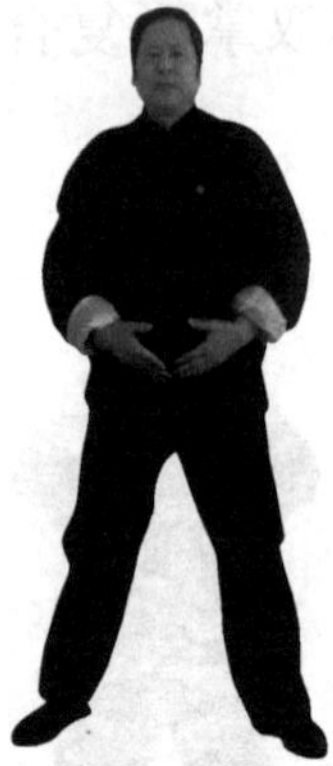

图 2–230

②同第三段收势。（图 2–231 —图 2–233）

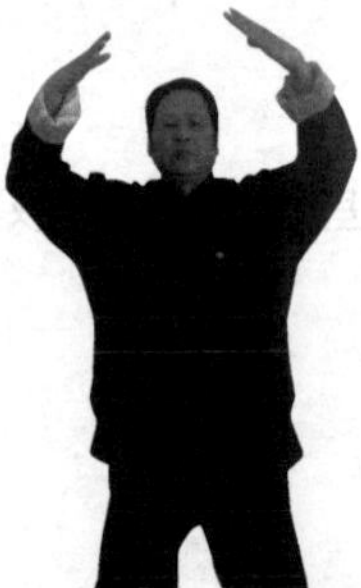

图 2–231

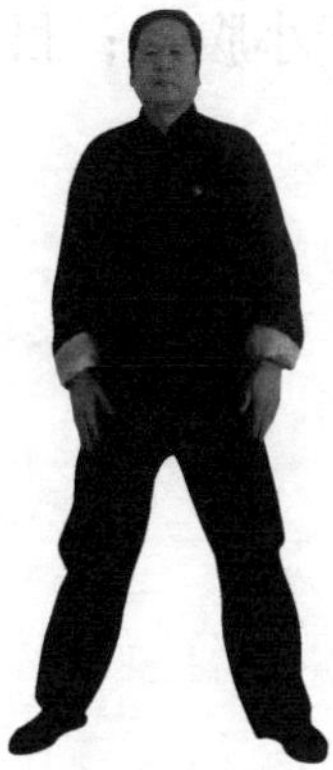

图 2-232

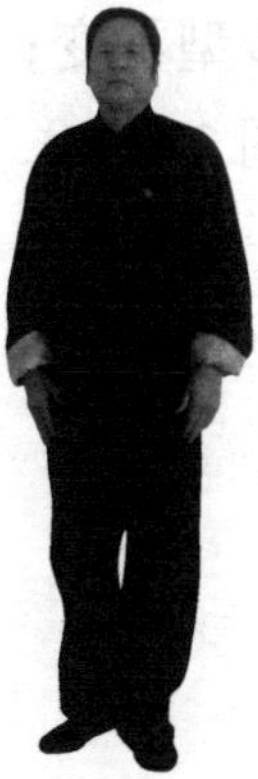

图 2-233

记忆歌：小鬼推磨势迎风，仰身行气脚上蹬。独臂单脚无穷妙，好汉睡床显神通。

第九段　行身势

1. 预备势

①两脚开立；两掌自然下垂于身体两侧；目微视前方。(图 2-234)

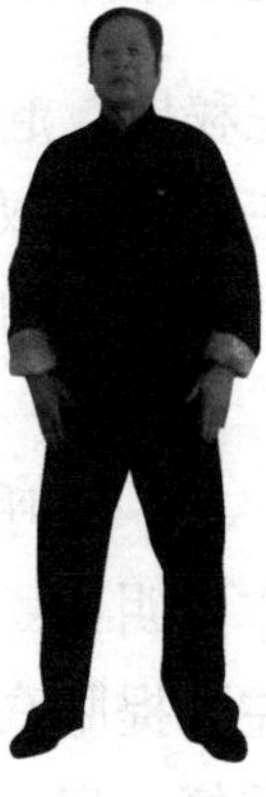

图 2-234

②步型不变；两掌十指合十附于小腹上；目微视前方。（图 2–235）

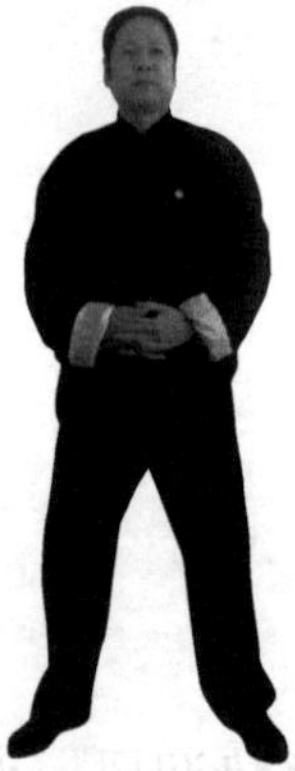

图 2–235

2. 独步苇舟势

延王秘匙：起。

延王心要：双手交叉，平衡中气。
单足稳地，顺势出击。
一松一紧，起落有效。
呼吸随行，不着于意。

动作说明：

①左脚提膝高抬，吸气，然后向左上方踹出，脚高于腰；呼气一口；目随脚行。（图 2–236）

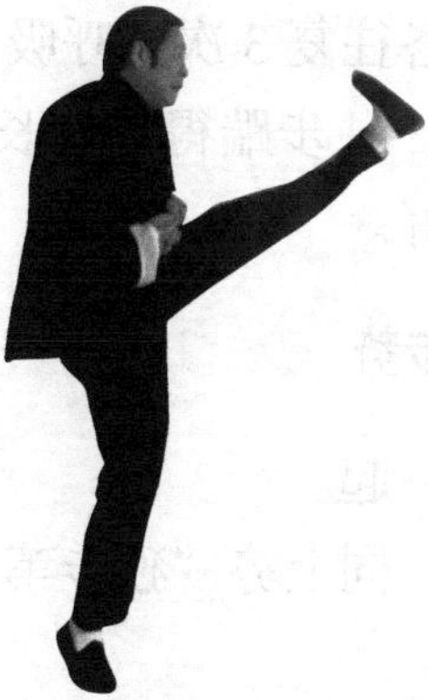

图 2-236

②左脚收回，自然开立，两掌指交叉于腹前；目微视前方。（图 2-237）

③左脚站立；右脚屈膝高提，吸气一口后，向右前方踹出；目微视前方。（图 2-238）

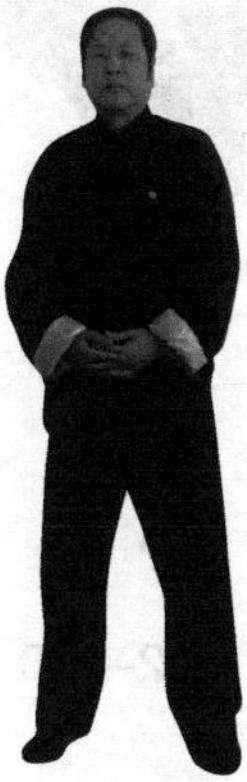

图 2-237

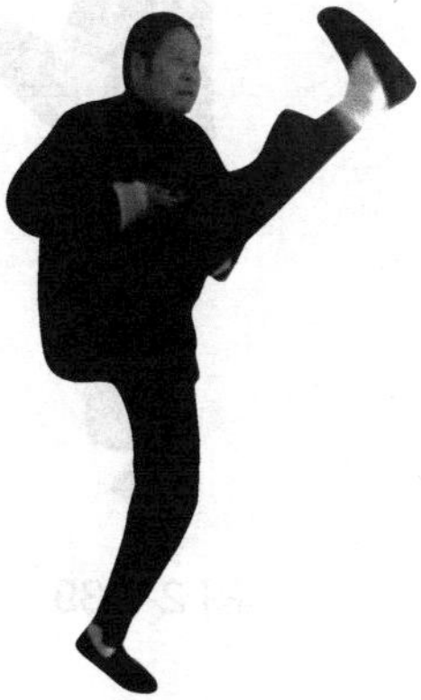

图 2-238

左、右脚各往复3次；呼吸3次。

所起作用：独步踹得高，长力在腹腰。 蹬掉腹浊肉，身体自然好。

3. 御风著步势

延王秘匙：起。

延王心要：同上势“独步苇舟势”的“延王心要”。

动作说明：

①左脚向左前上方踹出，脚高于腰；呼气一口；目随脚行。（图 2–239）

②左脚回收站立，右脚屈膝高提后，吸气一口，随即向前方踹出；目微视前方。（图 2–240）

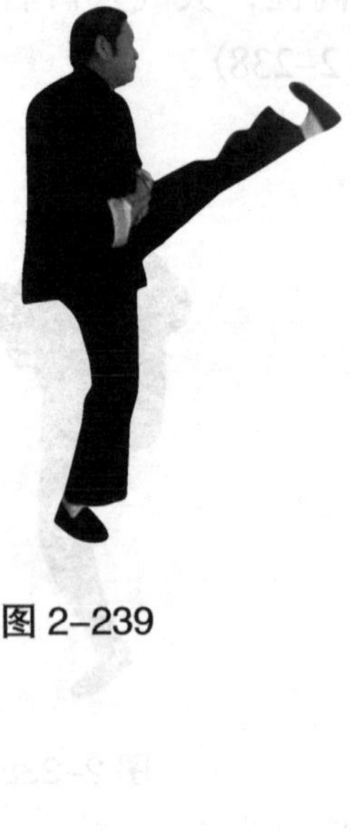

图 2–239

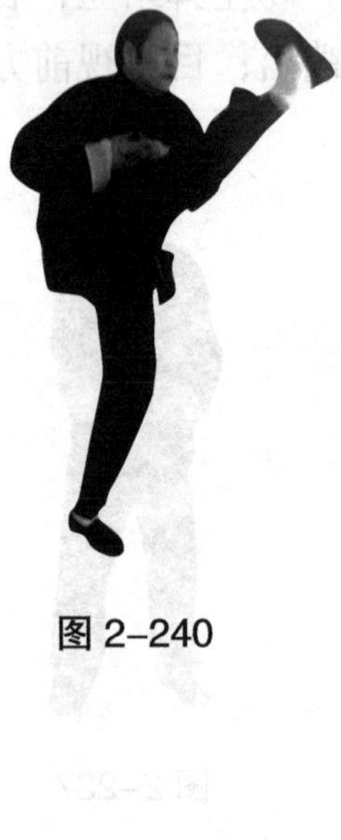

图 2–240

左、右脚各往返做3次；呼吸3次。

所起作用：独立斜腿踢，壮在臀大肌。消掉大屁股，定有好身体。

4. 野马奋蹄势

延王秘匙：绷。

延王心要：野马奋蹄，单足支立。

小腿后收，脚背绷直。

沉肩收背，双手下垂。

牵动任脉，打通阴极。

动作说明：

①右脚收回，两脚并步直立，两掌垂靠于身体两侧；目微视前方；吸气一口。（图2–241）

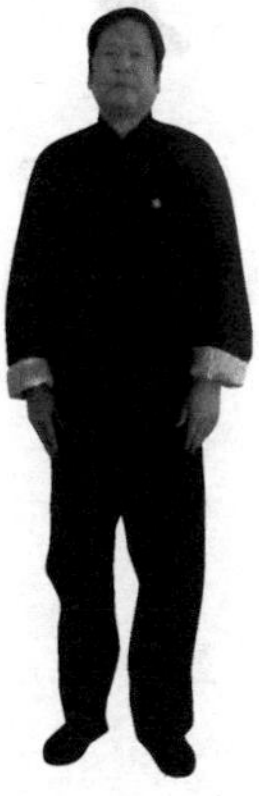

图2–241

②左腿屈膝向后上方抬高，使脚掌向上；呼气一口；目微视前方。（图 2–242）

③左脚收回，两脚站立；吸气一口；目微视前方。（图 2–243）

④左脚站立；右腿屈膝向后上方撩起抬高，使脚掌朝上；呼气一口；目微视前方。（图 2–244）

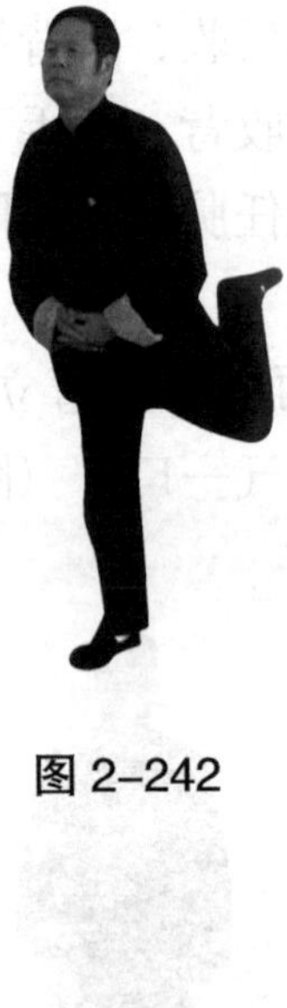

图 2–242

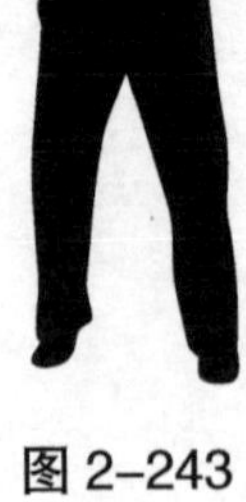

图 2–243

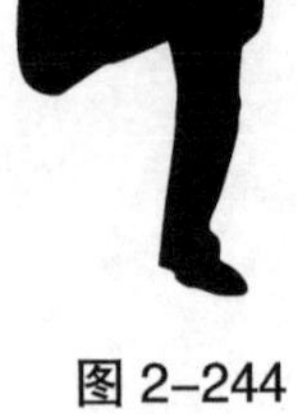

图 2–244

左、右各往返3次；呼吸3次。

所起作用：独支脚后翘，此势最重要。腰腹都能练，气能达四梢。

5. 脚踏莲花势

延王秘匙：落。

延王心要：十趾挂地，导气归元。
脚跟一顿，内力反弹。
翻山过岭，直达泥丸。
牵动督脉，气注阳关。

动作说明：

①两脚并步站立；两手十指交叉使掌心向下，附于小腹前；目微视前方。（图2–245）

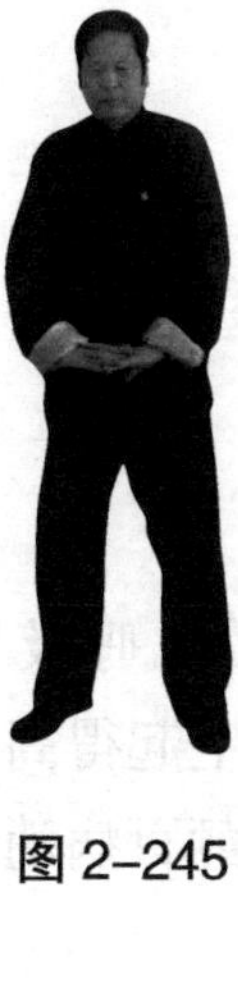

图2–245

②两脚尖挂地，脚跟离地抬起；两手掌随身向内、向上翻转，掌心朝后下方；吸气一口；目微视前方。(图 2–246)

③双手掌心向内翻扣并直臂下按；同时，两脚跟向下顿地；呼气一口；目微视前方。（图 2–247）

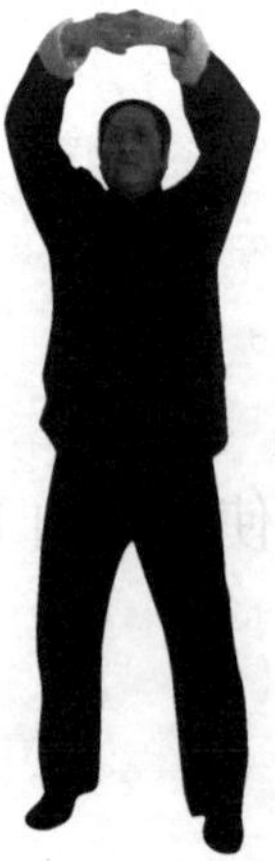

图 2–246

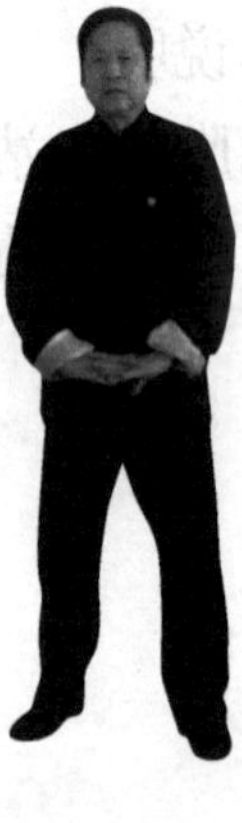

图 2–247

重复动作②和③3 次；呼吸 3 次。

所起作用：脚跟向上起得高，此时气下脚趾梢。逆运河车脚顿地，背后七颠百病消。

6. 插足腾空势

延王秘匙：弹。

延王心要：重心收移，微微屈膝。
脚跟一蹬，膝部绷直。
双拳下按，沉肩耸脊。
一收一弹，刚柔相济。

动作说明：

①双掌心向内上翻分开，使掌心朝上，并上端于两肩前；目微视前方；吸气一口。（图 2-248）

②接上势，两手握拳，分别向内、向下穿于身体两侧，两拳心向后；目微视前方；呼气一口。（图 2-249）

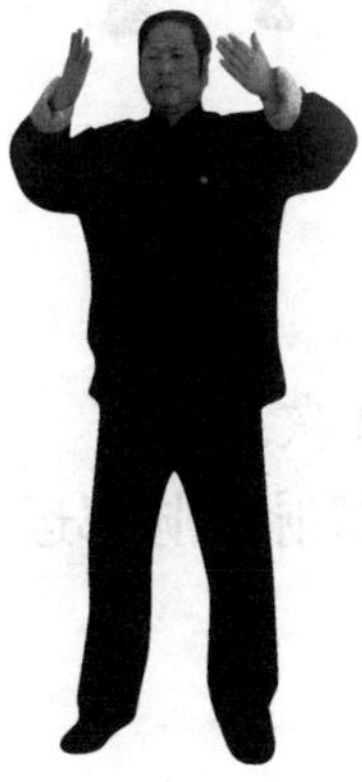

图 2-248

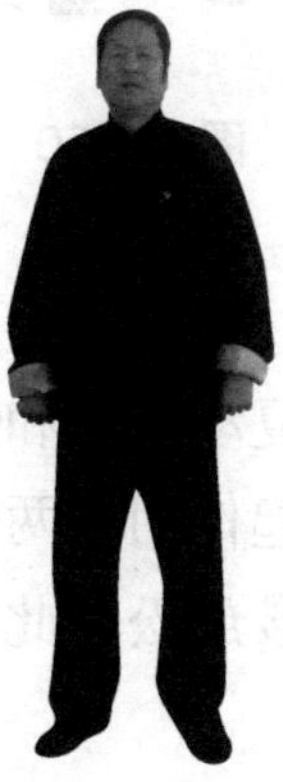

图 2-249

③重心移至左脚；吸气，右脚跟上提，使膝部向上弹击；同时双拳向下一按，呼气；目微视前方。（图 2-250）

④重心移至右脚，吸气，左脚跟上提，使膝部向上弹击；同时双拳向下一按；呼气；目微视前方。（图 2-251）

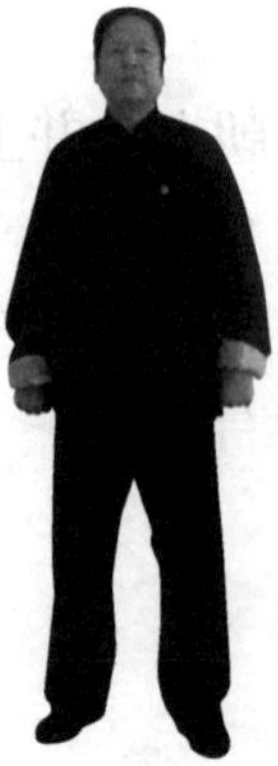

图 2-250

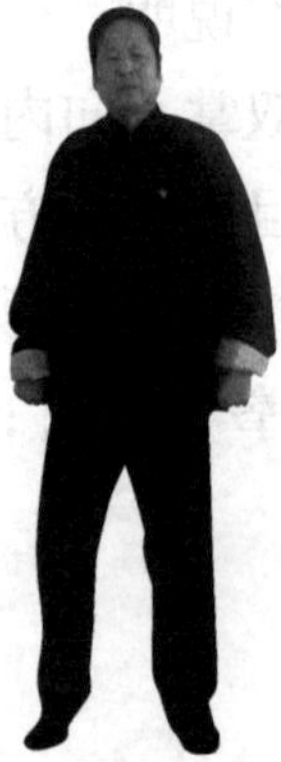

图 2-251

重复动作③和④3 遍；呼吸各 3 次。

所起作用：两臂垂直腿直立，督脉任脉都运气。两膝弹胯腰放松，此势显然有大义。

7. 十字通关势（阳掌）

延王秘彪：托。

延王心要：十趾生根，如松垂站。
双手中分，导气回澜。
阳掌虚托，充盈气海。
打开腰眼，左右通关。

动作说明：

①两脚开步站立；两拳变掌，两臂外旋使两掌上端于两腹前，掌心向上，吸气一口；目微视前方。（图 2–252）

②两臂外旋向左右分开上端于胸前，掌心向上。然后向外一撑，目微视前方。呼气一口。然后调息 3 次。（图 2–253）

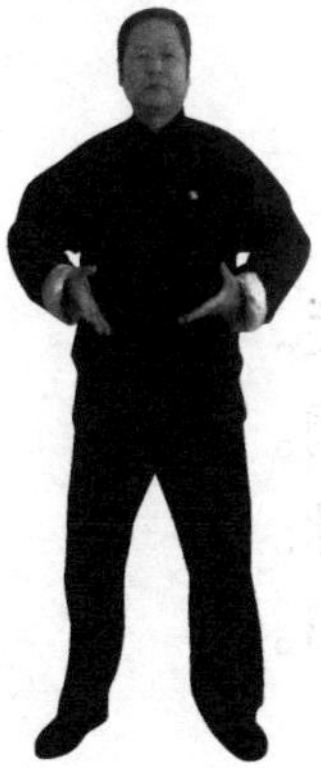

图 2–252

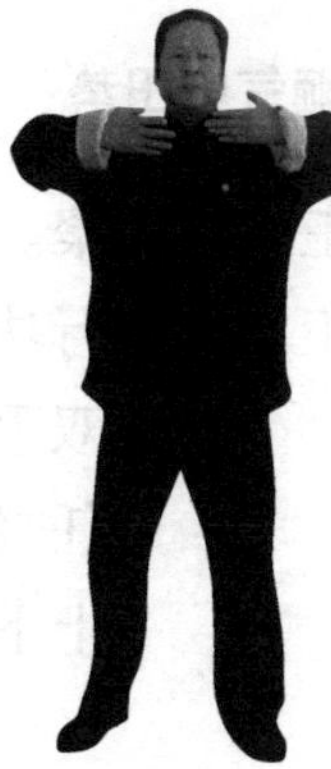

图 2–253

③步型不变；两掌向左右两侧伸开成侧平举，掌心向下，目微视前方。（图 2–254）

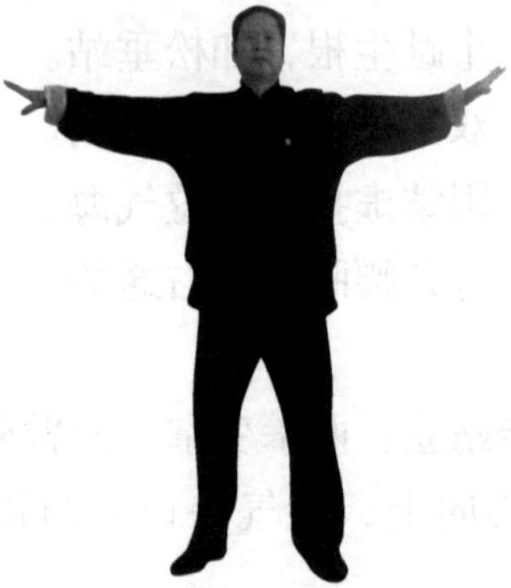

图 2–254

所起作用：自然站立在云端，左推右摩导气还。任脉上下都通遍，简直就是活神仙。

8. 顺气归田势

延王秘匙：聚。

延王心要：行功渐毕，十字通关。
双手内收，导气回澜。
任督过阴，畅行筋脉。
上下推运，聚气归田。

动作说明：

①两臂屈肘内收，左手掌附于小腹上；右手掌附于黄庭穴；吸气一口；目微视前方；吸气一口。（图 2-255）

②右掌向下按推至脐轮下；同时，左掌经前左侧向上云掌于黄庭上；呼气一口；目微视前方。（图 2-256）

③左掌再按推云至脐轮下；同时，右掌经前左方向上云掌于黄庭上；吸气一口；目微视前方。

重复动作②和③9 次；呼吸 9 次。

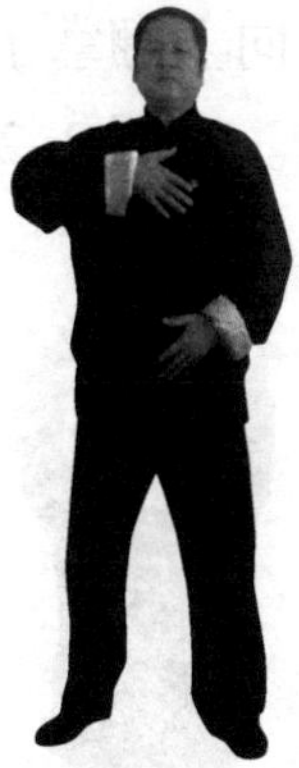

图 2-255

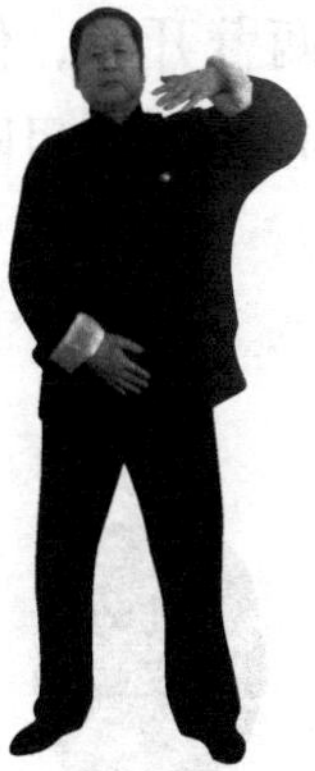

图 2-256

所起作用：顺气归田任脉功，一掌推按一掌松。如此运作共九遍，顿觉浑身力无穷。

9. 佛光照明势

延王秘匙：圆。

延王心要：行功至此，真气归田。
上下开合，十方划圆。
天圆地阔，性海无边。
慧命双修，光照大千。

动作说明：

①承上势，当右掌第九次向下推按到脐轮下的时候，两掌在腹前重叠，右掌贴腹；目微视前方。（图 2–257）

②两臂开举，使两掌左右分开、向上翻掌于头的上方，掌心向上；目随掌行；吸气一口。（图 2–258）

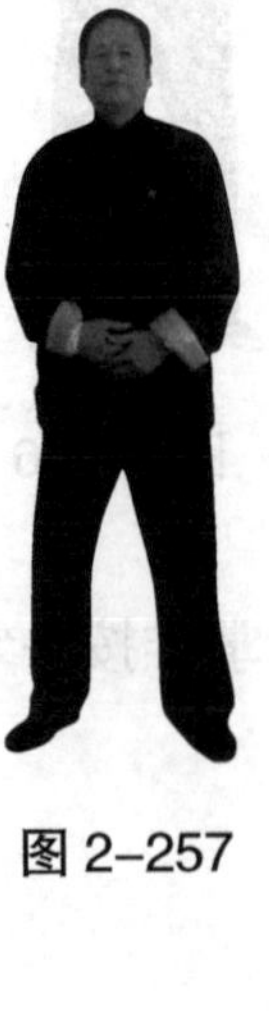

图 2–257

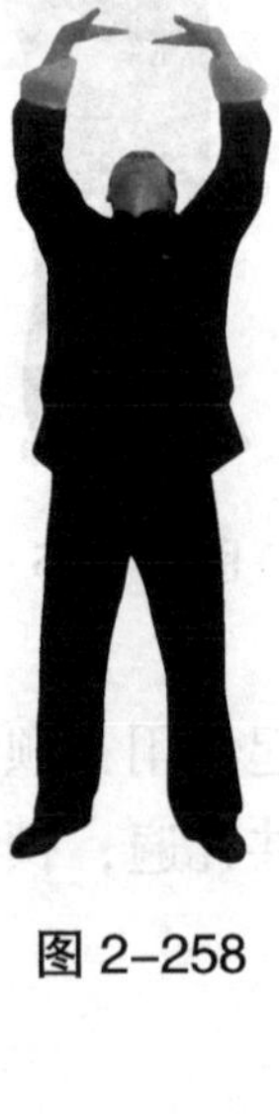

图 2–258

③两掌分别向外、向下、向内相合于小腹前；呼气一口；目微视前方。（图 2–259）

重复动作②和③3 次，呼吸 3 次。

④两掌向左右分开上端于两肩前，吸气一口，然后合于胸前，呼气；目微视前方。呼吸 3 次。（图 2–260）

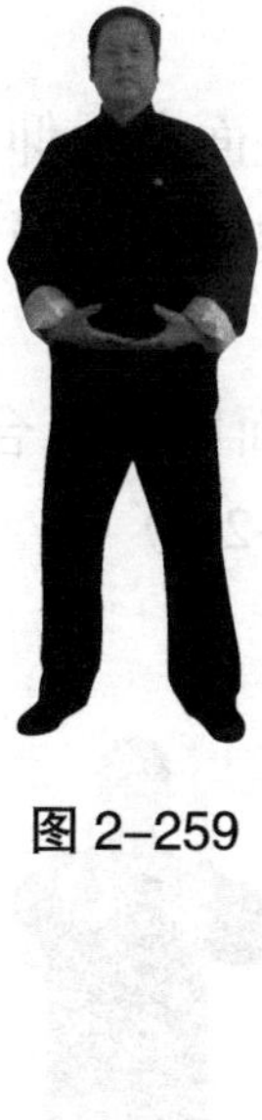

图 2–259

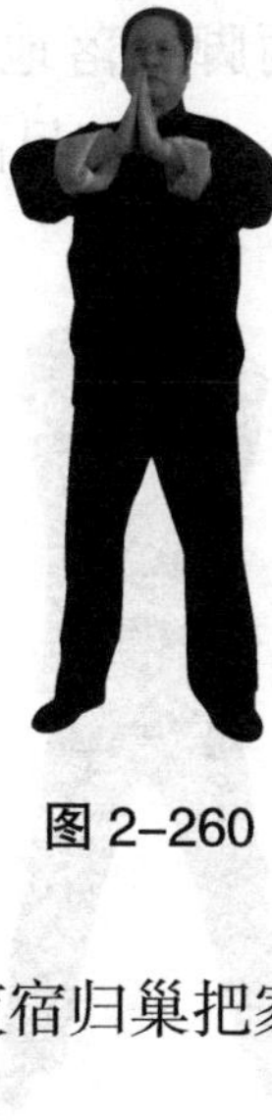

图 2–260

所起作用：佛光普照如雁飞，夜宿归巢把家归。上下开合气通畅，吾不身健能数谁。

10. 醍醐灌顶势

延王秘匙：提。

延王心要：大功圆满，万法归元。

合掌向上，登大灵山。

醍醐灌顶，自心受用。

大地悠悠，法印高悬。

动作说明：

①双掌合掌向上端于面前，随头面向后仰至朝天；呼吸 1 次。随后脚尖拄地，脚跟离地抬起；吸气一口；目微视上方。（图 2-261）

②两脚跟落地，身体直立，头面归正；合掌于胸前；呼气一口；目微视前方。（图 2-262）

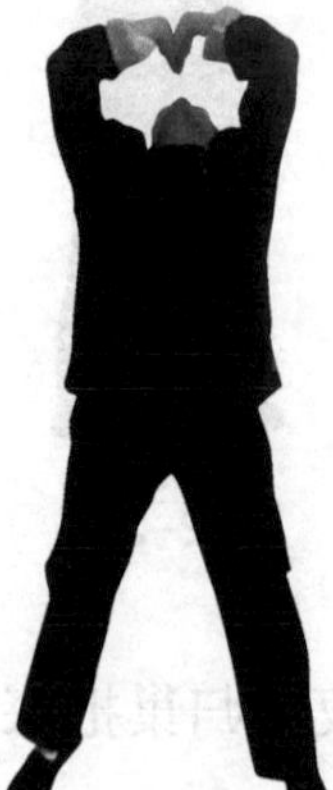

图 2-261

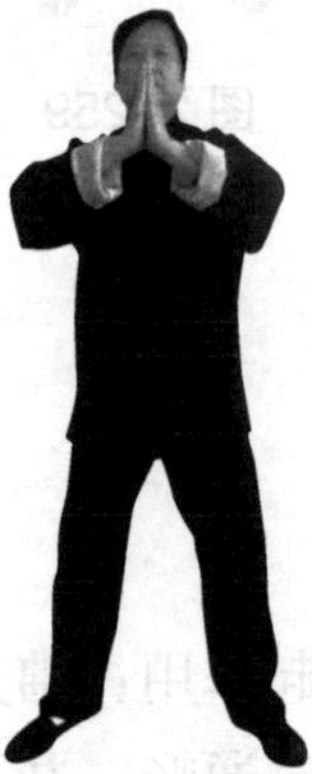

图 2-262

③步型不变；两掌收附于小腹前；目微视前方。（图 2-263）

所起作用：同第一段“仰面朝天势”。

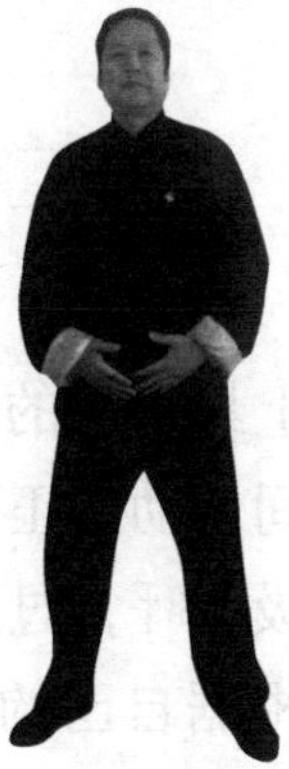

图 2-263

11. 收势

同第三段“收势”。（图 2-264、图 2-265）

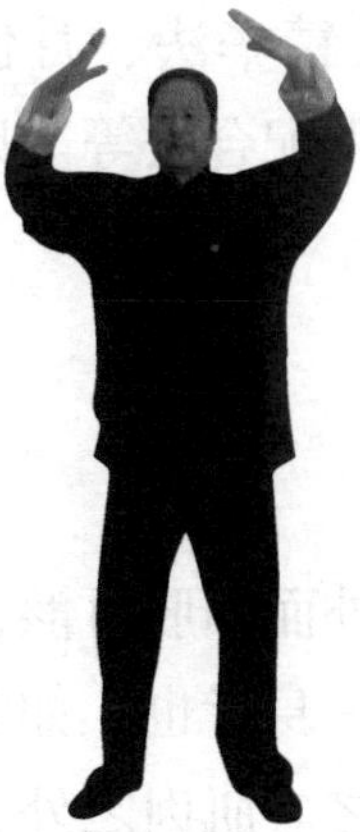

图 2-264

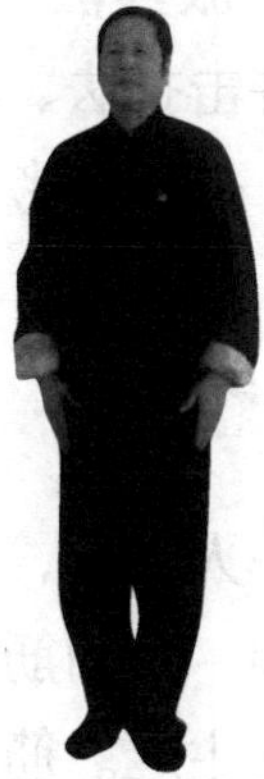

图 2-265

记忆歌：侧腿斜腿后撩腿，背后七颠胯上起。两掌推腹和中气，佛光普照鸿雁飞。

第二节　如何练好易筋经

以上易筋经的九组功法，练完一遍时间是在 30~40 分钟之间。动作正确以后，呼吸方法总体遵循“开吸合呼，起吸落呼，过度呼吸并重”的呼吸原则。重复的动作，要根据自己的身体条件而定，比如左、右蹬脚等，就要根据自己的体力和时间多做或是加倍做。只要坚持经常、循序渐进、按姿势连续锻炼，即可达到强身健体的目的。然而要想出神入化，功至大成，就得继续多下苦功了。因为还有很多的程序要去修炼。如内壮功、揉功练法、服药法、汤洗法、采日月精华法、月份行功法、木杵击打法、石袋捶打法、阴阳配合法等。以下略举几例，仅供参考。

一、练　膜

夫一人之身，内而五脏六腑，外而四肢百骸；内而精气与神，外而筋骨与肉，共成其一身者也。如脏腑之外，筋骨主之。筋骨之外，肌肉主之。肌肉之外，血脉主之。周身上下，动摇活泼者，此又主之于气也。是故修炼之功，全在培养气血为大要也，即如天地之生物，莫不随阴阳之所至而百物生焉，何况于人生乎？又况于修炼乎。且精气神，无形之物也；筋骨肉，有形之身也。法必先练有形者为无形之佐，培无形者为有形辅。是一而二，二而一者也。若培无形而弃有形，则不可；专炼有形而弃无形，则更不可也。所以有形之身，必须得无形之气，相依而不相违，乃成健康之体。故练易筋经，就得练膜，而练膜，就必须练气，然而练筋易而练膜难，练膜难而练气更难。开始必须认斯真法。培其元气，守其中气，保其正气，护其肾气，养其肝气，调其肺气，理其脾气，升其清气，降其浊气，闭其邪恶不正之气。勿伤于气，勿逆于气，勿忧思悲怒以颓其气。要使气清而平，平而和，和则畅达，就能行于筋，串于膜，以致通身灵动，达于四梢，真是无处不行，无处不到。气至膜起，气行则膜张，能起能张，则筋与膜都坚。如练筋不练膜，而膜无所生；练膜不练筋，而膜无所依。练筋、练膜而不练气，而筋、膜泥而不起；只练气而不练筋膜，而气痿不能宣达，流串于经络。气不能流串，则筋不能坚固。所以，行此功者，必使气串于膜护，护其骨，壮其筋合为一体，乃曰全功。待练到筋起之后，必宜培加功力，务使周身之膜，皆能腾起与筋齐坚，始为了当。否则，筋坚无助，如植物无土培养也。

二、练内气

内与外对，壮于衰对。壮于衰较，壮可久也。内与外较，外勿略也。内壮言坚，外壮言勇。坚而能勇，是真勇也。勇而能坚，是真坚也。坚坚勇勇，勇勇坚坚，乃成万劫不化之身，方为金刚之体矣。凡练内壮，其则有三：“一曰守此中道。守中道，专于积气也。积气者，专于眼耳鼻舌身意也。其下手之要，妙于用揉。二曰勿他想。人神之中，精神、气血，不能自主，悉听于意，意行则行，意止则止，守中之时，意随掌下，是为合式，若或驰意于各肢，其所凝积之精气与神随即走散于各肢，即成外壮而非内壮矣。所以，练功时，必须凝神，静气，至守至中。三曰持其中周。”凡揉凡守，所以积气，气即积矣，神精血脉，悉皆附之，守之不驰，揉之且久，气唯中蕴而不旁溢。气积而力自积，气充而力自周，此气，即孟子云：“至大至刚。塞乎天地之间者，是吾浩然之气也。”总之，若能如法行功，则虽愚复能明，虽柔必能强，虽暗复能明，虽软复能刚。其极乐世界，可立登矣。

三、揉　法

夫揉之为用，意在磨砺其筋骨也。磨砺者，即揉之谓也，其法有三个阶段，每段百日。一曰揉有节候。大都春月开始。二曰揉要有定式。人之一身，右气左血，凡揉之法，宜从右推向于左，是取推气入于血，令其通融，又取胃居于右，揉令胃宽，即能多纳其气。三曰浅轻宜缓。凡揉之法，虽为人功，宜法天义，天地生物，渐次不聚，气至自生，候至物成。

四、采日月精华法

太阳之精，太阴之华，二气交融，化生万物。古人善采咽者，其法秘密，世人莫知，即有知者，若无坚志，且无恒心，是为虚负居诸而成之者少也。凡行内功者，就应自初功始，至于成功，以至终，要勿论闲忙，勿及外事，持之以恒，才能成功。其法，日取于朔，月取于望，为金水盈满，良有大益。谓于月初之交，其气方新，其日期是取初二、初三、十六、十七。犹可凝神习练而补之。若在日仄月亏时，则虚而不足，不可取也。要取日精，宜在寅、卯时，高处默对，调均鼻息，道吸光华，令满一口，闭息凝神，细细咽下，以意送入中宫，是为一咽，如此七咽，静守片时。若取月华，亦从前法，于戌亥时，采吞七咽。此乃天地自然之利，唯有恒心者，乃能享用之。此功是一大步功，切勿快也。以后，还有什么服药法，汤洗法，木杵法，石袋抽打法等等，因字数有限，就不一一介绍了。

有诗曰：苦练易筋经，周身宜放松。
吸气拔地起，呼时带劳宫。
掌心如发热，说明气已通。
坚持继续练，功到自然成。

第三章　气功按摩和导引治疗处方的论治

第一节　气功按摩的穴位图和主治

一、头面部

承泣：位于目下七分处，直对瞳子陷中处。

主治：口眼歪斜等症。

四白：位于目下一寸直对瞳子。

主治：口眼歪斜等症。

太阳：位于眉后陷中的紫线上，距两眼梢五分陷中。

主治：头疼等症。

颊车：位于耳下八分，曲颊近前陷中。

主治：牙疼、头疼等症。

百会：位于前顶向后一寸五分。

主治：昏迷不语、头晕目眩等症。

印堂：位于两眉间隙间。

主治：头疼、头晕等症。

攒竹：位于两眉头凹陷处。

主治：口眼歪斜、耳疼、牙痛等症。

人中：位于鼻柱下近孔陷中。

主治：昏迷、口眼歪斜等症。

承浆：位于唇棱下陷中。

主治：面病、口眼歪斜等症。

天庭：从鼻直上入发际五分处。

主治：头痛、头晕等症。

率谷：位于耳上入发际一寸五分，凹陷处。

主治：头痛。

风府：位于颈后入发际一寸，凹陷中。

主治：受风等症。

风池：位于脑空下发际陷中。

主治：伤风感冒、头疼、口眼歪斜等症。

哑门：位于颈后入发际五分。

主治：舌强不语。

内迎香：位于鼻孔内，鼻膈两侧。

主治：感冒伤风、鼻孔闭塞、穿肠毒等症。

大迎：位于曲额前一寸六分，古陷中动脉。

主治：牙疼、口眼歪斜等症。

附图 3–1。

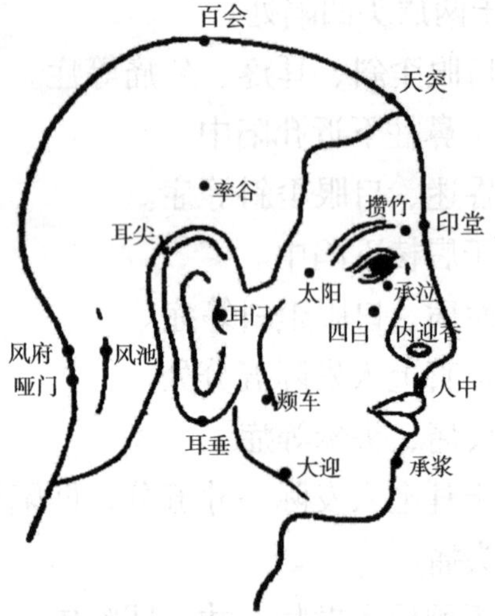

图 3–1

二、胸腹部

天突：位于喉下一寸凹陷处。

主治：气闭，痰厥等症。

璇玑：位于天突下一寸六分。

主治与作用：胸闷胀满；也为开胸气之穴。

华盖：位于璇玑穴下一寸六分。

主治与作用：咳嗽哮喘、胸肋胀满等症。华盖、璇玑、天突三穴同时并用，在治巨阙时，使胃中浊气下降，不得上逆。

彧中：位于华盖穴旁开二寸。

主治与作用：咳逆喘息、胸肋支满。彧中穴与阴陵泉并用，可使上下气分疏通。为虚实诸症在治任脉各穴后的必须始治之穴。

巨阙：位于胸骨岐骨下二寸，胃上口，膈膜稍下处。

主治与作用：胸肋胀满，不思饮食，或饮食不下，以及胃疼、气逆等症。如推按此穴，可通顺食道之气。是为治疗诸病时的开胃纳气之穴。

建里：位于脐上三寸，系脾脏部位。

主治与作用：调和脾经胃经的气分。治诸症，必须施治此穴。也可以斟酌病情与上脘、中脘并用，以调和脾胃气分。

上脘：位于巨阙下一寸。

主治：腹疼、积聚、翻胃呕吐、恶心等症。

中脘：位于上脘下一寸。

主治：腹胀、翻胃吐酸、消化不良等症。

下脘：位于建里下一寸。

主治：腹疼、胃胀满、不嗜食等症。

阑门：位于脐上一寸五分。

主治与作用：通上下之气；为大肠与小肠交会之处，水谷运化经过的暂时之所。也为按摩诸症必须首先施治的重要穴位。

水分：脐上一寸。

主治与作用：此穴位分开水谷之处。水谷运化至此，清者渗入肾脏，粗者转入大肠。所以，点按此穴，可治腹泻、腹胀、水肿等症。多点按数次，更有奇效。如与带脉穴并用，对下肢浮肿、各种水肿症有特效。

气海：位于脐下一寸五分。

主治与作用：肚子疼、腰疼、疝疼、脏虚、便秘、小儿遗尿，以及妇科疾病。此穴为生气之海，治疗一切疾病必须施治之穴。推按时，感觉气机已开即止，不可推按过久。过久则伤气。慎之。

关元：位于脐下三寸，膀胱部位。

主治与作用：小便便血、尿中带血、遗尿、气淋等症。治不足之症，推按时，气通即止。

章门：位于脐上二寸，旁开六寸。在小肠上口的下边，接近胃与小肠的交合处。

主治与作用：点按时，只取左章门。能治疗失眠、吐血等症。有通顺小肠气分的功效。与阑门穴呼应治疗，为治诸症之必施之穴。

梁门：位于脐上四寸，旁开三寸。左梁门在胃下口与小肠交会处。

右石关：位于脐上三寸,旁开一寸五分,胃囊部位。

主治与作用：左梁门与右石关必须同时并用，治疗胃病。如胃气错乱时，若点而不通时，就转拨按左幽门。

幽门：位于巨阙穴旁开一寸五分。左幽门在右梁门之上的胃下口。

主治：积聚、胃气错乱等症。

天枢：位于平脐旁开二寸。系大肠部位。

主治与作用：便秘、小腹胀满、痢疾、便血等症。左右两穴并用，也能调大肠之气。

带脉：两肋下二寸八分陷中。

主治与作用：闭经、血崩以及各种结症。与阑门穴互应治疗，能使血气和畅，达于四肢。无论虚实各症，均予施治。与三阴交同时并用，有散淤疏滞之力。对于肠胃积滞及诸般结症，能促浊气下降。对于剧烈腹疼、胃疼、胆疼、后脑疼等症，此为必须施治的重要穴位。附图 3–2。

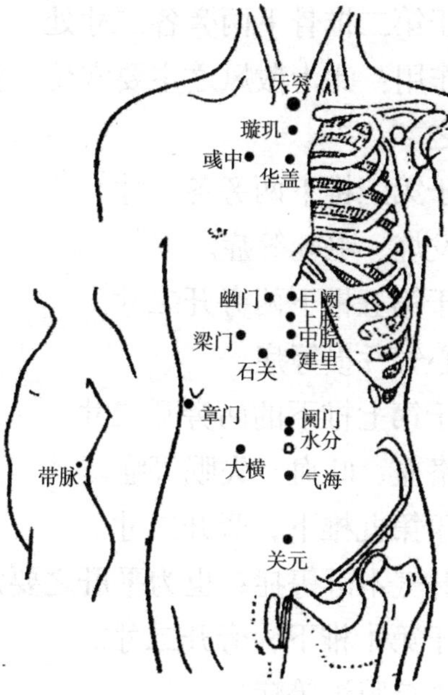

图 3–2

三、腰背部

肩井：位于肩的上陷中，缺盆处上大骨前一寸五分。如以三指取之，位于中之下陷处。

主治与作用：与百劳并用，治疗痨伤虚损等症；并有升清降浊之作用，也可使胃中浊气下降。

百劳：即大椎，在脊椎骨第一节上陷中，两肩的平行线上。

主治与作用：与气海穴呼应治疗。凡治疗腰背部和督脉各穴时，无论何症，必先施用百劳穴。

风门：位于第二椎骨下两旁各二寸处。

主治与作用：此为散风之主要穴位。治诸症，与治疗督脉均用之。

肺俞：位于第三椎下两旁各一寸。

主治：发烧、呕吐等症。

心俞：位于第五椎下两旁开二寸。

主治：心气亏损等症。

膈俞：位于第七椎下的两旁开二寸。

主治：咯血、吐血、失眠等症。

肝俞：位于第九椎下，旁开二寸。

主治：肝气不舒等症；也为平肝之要穴。

胆俞：位于第十椎下，旁开二寸。

主治：受惊腹泻等症。

脾俞：位于第十一椎下，旁开二寸。

主治与作用：可治疗各种脾胃之症。因其有升脾阳之功，故为治虚实痨损及其脾胃虚实等各症的要穴。

胃俞：位于第十二椎下旁开二寸。

主治：各种胃病。

肾俞：位于第十四椎下，左右旁开二寸。

主治：下痿、半身不遂、青盲、疝气及先天不足等症。

大肠俞：位于第十六椎下，旁开二寸。

主治与作用：便结、便秘、胃虚弱等症。但须慎用或禁用之。

小肠俞：位于第十八椎下两旁各开一寸五分处。

主治：疝气、尿血等症。

膏肓：位于第四椎下一分，第五椎上五分，两旁开三寸五分处，四肋三尖，去甲骨容处指许处。

主治与作用：可以治疗虚损，并能开胸顺气。

命门：位于第十四椎处。

主治：脊强、腰酸、腰疼、遗精、白浊、妇女赤白带下、小儿发癫等症。

长强：位于脊骶骨端。也称尾闾穴。

主治：腰脊疼痛、肠风下血、寒泄等症。

附图 3–3。

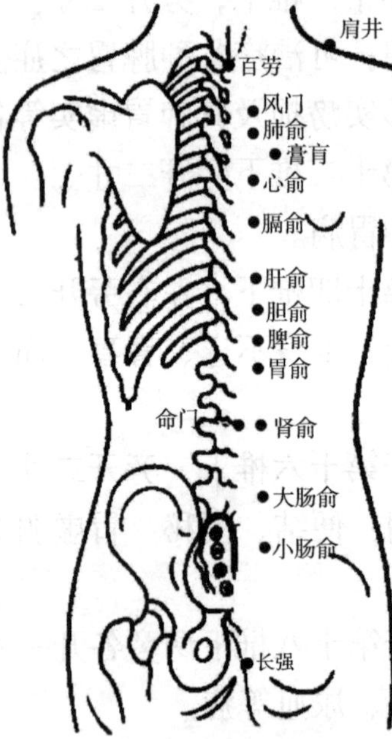

图 3–3

四、手臂部

少商：位于手指上端内侧，距爪甲角一韭叶处。

主治和作用：小儿科等疾病；有消除五脏恶气之功。

商阳：食指内侧，距爪甲一韭叶处。

主治：小儿科等疾病，并有消除五脏恶气的功能。

二间：位于食指本节后内侧陷中。

主治与作用：小儿科等疾病；并有通经达表之功效。

三间：位于食指本节前侧陷中。

主治与作用：小儿科等；有通经大表之功效。

合谷：位于手的大指与食指歧骨间横纹尽陷中。

主治：牙疼、胃疼等症。

劳宫：掌心，屈无名指尽处。

主治与作用：舌强、心气亏损以及小儿科等疾病。

列缺：位于手腕内侧一寸五分处。

主治：手腕无力、半身不遂等疾病。

大陵：位于掌后横纹中两筋间陷中。

主治：手臂拘挛、疼痛等疾病。

曲池：位于肘外辅骨屈肘横纹头陷中。

主治：手臂麻木不仁、肌肉痉挛等症。

附图 3–4。

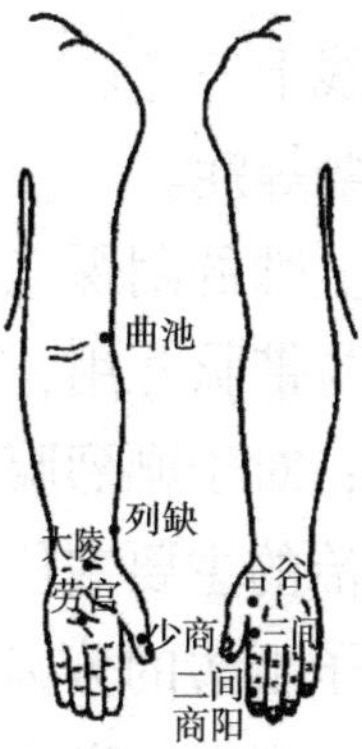

图 3–4

五、脚腿部

涌泉：位于脚心处。

主治：头晕、目眩、头顶疼等症。

大敦：位于脚大趾，距爪甲一韭叶处。

主治：受惊腹泻、胆气衰弱等症。

公孙：位于脚大趾本节后一寸处。

主治：妇科疾病；胃病酌情用之。

解谿：位于第二趾直上足关节前面横纹两筋间隙中。

主治：腿疼，腿拘挛等疾病。

太谿：位于足内踝后五分处。

昆仑：位于足外踝后五分处。

主治：以上两穴并用，治疗牙龈肿痛、上颚肿胀作痛。

悬钟：外踝骨中线上三寸。

主治：筋脉痉挛等症。

三阴交：位于足上踝的阴踝三寸骨陷中。

主治与作用：与带脉并用，可治疗肠胃积滞及诸类结症，使浊气下降；对于剧烈腹疼、胃疼、胆疼、后脑疼等症亦为必须施治的主要穴位。

承山：位于腿肚子下边的分肉间隙中。

主治：腿挛疼、麻木、半身不遂等症。

委中：位于膝关节的背面中央分肉间隙中。

主治与作用：膝疼、膝挛、腰疼、背疼。医诀曰“腰背委中求”是也。

金门：位于足外踝下，略后处丘墟后，申脉前。

主治与作用：化积痞。此为化积痞之要穴。

足三里：位于膝下三寸，胫骨外侧处。

主治：各种胃病。

阳陵泉：位于膝下一寸，外廉陷中处。

主治：偏头疼。

阴陵泉：位于膝上内侧二寸处。

主治与作用：与彧中并用，可使气分疏通，实为虚、实以及任脉各穴必须施治的穴位。

虎眼：位于膝眼。

主治：膝疼、鹤膝风等症。

环跳：位于髀枢中，即与砚子骨凹陷处。

主治：腰腿疼痛、麻木不仁、半身不遂、下痿等症。

附图 3–5。

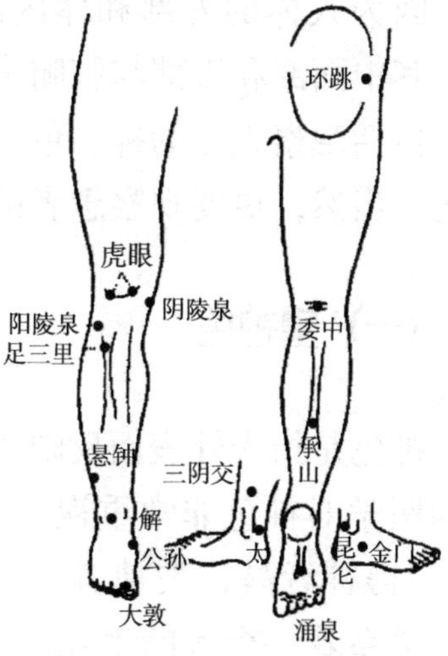

图 3–5

第二节 检 查

气功按摩和导引治疗处方的检查是很重要的，首先要进行的是“四诊”的检查，即望诊、闻诊、问诊和切诊。

一、望 诊

望诊是通过医师视觉，对患者全身和局部的一切患病情况以及排出物进行观察、分析，以达到诊断目的的一种诊断方法。

因为人体的外部和体内的五脏六腑有着密切的关系，其中面部和舌部与脏腑关系更为密切。望诊的内容主要包括观察人体的神、色、形、态，以便推断体内的变化。当然，更要观察患者的局部以及患处的望诊。

（一）望神色

神色是指人外表而反映出的内在精神表现。祖国古老的医学对神色非常重视，《素问·移精变气论》中指出：“得神者昌，失神者亡。”由此可以看出，神的存亡，关系着一个人的生死。一个正常的人，神志清楚，反应灵敏，面色滋润，语言清晰，动作灵活，体态自然，这就表明精力充沛，正气未伤；反之，有的人则出现神经萎靡，面无光华，表情痛苦，神志不清，呼吸微促，色白如绀，这就表明其精气已衰，病症之危也。

（二）望形态

望形态也是很重要的一个过程。通过对患者的观察，望出其体质的强弱、胖瘦、肢体姿势，以及其动作特点。比如，腰椎间盘突出症的患者脊柱多有侧弯，行走时臀部向一侧倾斜。落枕患者，颈部僵直，转头不得，必连身体连体转动才行。

（三）望奇型

如果患者腰部筋伤以后，下肢就会出现一长一短现象。如果桡神经损伤的话，就会出现腕下垂。又如，肩关节如果脱臼，就会出现方肩畸形的现象。

（四）望　舌

望舌亦称之为“舌诊”，是望诊的重要部分，现在，已经有很多医生采用望舌的方法。深受历代医学家的重视。

舌为心之苗，心主全身之血脉，心气通于舌。所以，人体气血的盛衰，可以从舌上观察出来，从舌质、舌色、舌苔、舌形能反映出内脏和身体的状况。舌为脾、胃之外户，脾胃的变化也能从舌上反映出来。

望舌色的病理反应：人的舌色大概有 4 种颜色反应，即白、黄、灰、黑。一个正常人的舌质为淡红色，其色泽鲜明滋润。如舌色淡于正常时称为淡白色，则表示气血不足或气血伤耗；如舌质嫩胖，周边长有齿痕者，则表示阳虚寒湿滞留；如舌色深于正常人为红舌，这表明实热或内虚内热，若遇严重损伤的早期血淤化热也常见红舌；舌色深红为绛舌，表示热症及阴虚火旺；如果舌色红中带青紫或蓝，称为青紫舌，表示血淤。

望舌形的病理反应：其舌形态上有老嫩、胖瘦、点刺、裂纹的不同。舌质粗燥、坚敛者为老，多属实症、热症；舌质纹理细腻，舌浮胖而娇者为嫩，多属胃气虚、阳虚；舌体小而薄称之为薄舌，多是津液不足和气血两亏，舌尖点刺多者为心火旺；舌面上呈明显裂沟，称之为“裂纹舌”，多数都是阴虚所致，并伴有口干津液不足，若伴有红绛舌代表津液耗伤。

二、闻　诊

闻诊是通过医生的听觉和嗅觉来判断患者的病情轻重、所在变化的一种过程。它包括患者关节动作时所发出的弹响或摩擦的声音，患者所排出物的气味等。

三、问　诊

问诊在诊疗病症的过程中是非常重要的，也是必不可少的一个重要过程。

在四诊当中，占有很重要的位置。《问诊抉微·问诊》中说："使其受本末，胸中洞然，而后或攻或补，何愁不重乎？问为审察病机之关键。"问诊是诊治之要领，临症治疗之首务。所以有诗曰：

一问寒热二问汗，三问头身四问便。

五问饮食六问胸，七龙八渴俱当辨。

九因脉色查阴阳，十从气味章神见。

漏一大错会筑成，仔细会出活神仙。

通过问诊，可以了解患者的伤势、伤时、伤史、伤痛等。

四、切　诊

切诊分脉诊和摸诊两部分，两者都是通过运用双手抚摸患者的某部位获取病因信息。脉诊是通过按压脉搏，来掌握患者身体内部气血、虚实、寒热等变化。摸诊是通过对患者的肌肤、四肢、胸腹或某部位的按压，来获取外伤深浅等不同信息的一种手段。

(一) 脉 诊

《救伤秘旨·总论》中说："六脉纲领曰：浮、沉、迟、数、滑、涩是也。"

1. 伤筋常见的脉象

①浮脉：轻按应指即现，重按之后反觉脉搏的动力稍减而不空，举之泛泛而有余。多见于新伤淤肿、疼痛剧烈等。

②沉脉：轻按不应，重按始得，说明内里有病。多见于内伤气血、腰脊损伤的疼痛。

③迟脉：脉搏之数缓慢，每息脉来不足 4 次，一般迟脉主寒、主阳虚。多见于伤筋挛缩，淤血凝滞。

④数脉：每息超过 5 次以上，细数而有力，大多是热症，细数而无力则属阴虚。常见于损伤发热期。

⑤滑脉：往来流利，如盘走珠，应指圆滑。常见胸部挫伤、血实气壅，或是在妊娠期。

⑥涩脉：脉形不流利，细而迟，往来艰涩如轻刀刮竹，主血虚、血淤、气滞等症。

⑦弦脉：脉形端直以长，如按琴弦，主诸疼、肝胆疾病、阴虚阳亢。常见于胸部损伤以及各种损伤的剧烈疼痛、肝胆疾病、高血压、动脉硬化等病症。有力者属紧脉，常见于外感寒性腰疼者。

⑧濡脉：此脉浮而细软，脉气无力，与弦脉相对。多见于劳损、气血两亏。

⑨洪脉：脉来如汹涌波涛，来盛去衰。多见于经络热盛，伤后血淤生热症。

⑩细脉：脉细如线，应指显然，为气血不足，为诸虚劳损，或久病体弱患者。

⑪芤脉：浮大中空。多见于损伤后的各种大出血。

⑫结、代脉：其脉来得缓慢而时一止，而止无定数为结脉；脉来动而中止，不能自还，良久复动，止有定数为代脉。常见于筋伤疼痛剧烈，脉气的不衔接。

2. 骨伤科脉象的几种表现

①淤血者多系实症，所以虚细而涩；洪大者顺，沉细者恶。

②流血过多系虚症，所以其脉宜虚细而涩，不宜坚强而实；故沉小者顺，洪大者恶。

③六脉模糊者，症虽轻，而预后恶。

④外症虽重，而脉来缓和有神者，预后良好。

⑤在重伤的当时，其脉多弦紧，偶然出现结代脉，是因为疼痛而引起的暂时脉象，并非恶候。

(二) 摸 诊

摸诊的内容有很多种。如摸骨伤处，能摸出骨骼是否错位和骨折；摸筋伤处，探查其筋是否打结或长有肿块；摸神经，察其神经的放射情况等等。

总之，气功按摩和导引治疗处方的辨证治疗必须将以上的望、闻、问、切以及搜集到的临床资料，进行综合地归纳分析，并结合现代的机械的诊断进行治疗。

第三节　点穴按摩手法

气功按摩和导引治疗处方的穴位和手法是辨证治疗的重要环节。如果穴位准确，手法得当，就能够获得预期的治疗效果。否则，疗效就低，甚至起到相反的作用。穴位在本章第一节已经介绍过，下面把手法介绍如下：我们采用的是十字按摩法，即补、泄、调、压、扣、推、按、点、分、拨。

补：多以中指，或某指按住腹部的某一部位向顺时针旋转的手法。

泄：以中指，或某指按住腹部的某一部位向逆时针旋转的手法。所以有诀曰：

左转行轮右转补，
不补不泄来回走。
若遇实症三把压，
一季还原二百秋。

调：不补不泄为调，是以中指或某指按住腹部的某一部位的穴位，往返旋送的手法。

压：以中指或食指以及掌根按住某部位不动，停留片刻的手法。

有言曰：按是按来压是压，
按压里面有分岔。
按时劳宫可摇动，
压则气向深处扎。

扣：利用大指、中指，或大指和食指作半月状，抓扣住患者某部位的手法。多用于背部和四肢。

推：又称“推按发气治疗法”，是气功按摩和导引治疗处方的重点体现。按而送之为推。但必须在气功练到一定程度的时候，也就是说在练易筋经的时候手心发热为度。按摩时，回抽掌时，吸气于丹田；推按时循督脉走臂至劳宫呼气于患者患处，患者即有温暖舒适的感觉。大体分快推发气法、慢推发气法、直推发气法、斜推发气法、指推发气法、掌推发气法等。但运气的方法是一样的。

按：又称“压按发气治疗法”。先吸一口气至丹田，然后，用手的某一部位按住患者某一部位不动并向下按捺，同时，随手法按时气自丹田顺督脉循臂至劳宫呼出，而达于患者患处。大体分指按发气法、掌按发气法等手法。所以有言：

推是推来按是按，
推按本来有分辨。

推时发气向前移，

按时气向深处陷。

点：多用一指点在某一部位或穴位上向深处钻按。也是点穴法的常用手法。

分：分者，离也。即用指端按住某一部位的筋拨开。与拨的手法并互应用。

拨：按住动也，挑而送之，为拨。不同的部位有不同的拨法。大体分拧拨——适用于任脉的诸穴；顶拨——适用于背部的穴位；提拨——适用于背部穴位的治疗；俯拨——适用于臂腿的分筋法；仰拨——适用于臂腿的分筋法。

为了让大家更加明白易懂，下面绘图说明气功按摩和导引治疗处方的几种与众不同的内科点穴按摩的治疗手法。由于篇幅有限，就不再对外科进行过于详细的绘图说明了，恭请广大读者给予谅解。

一、升津放水法

病人如果口干舌燥，食不下咽。这种现象，说明其胃的气分错乱，津液不能上达于口，这就须采用升津法。放水法则是胃中气分错乱，气、水凝聚而停于胃下口。其症状多为食后即吐，见食作呕、厌食等症。如此就须用放水法。其手法如下：

病人仰卧，术者在病人的右侧，左手食指和中指按住其左梁门穴往下按；同时右手的食指和中指，叉向其背后倒数第二、三肋骨间，掩住往上搬托。病人即感到舌根微有凉意，津液即能上达，如涓涓甘露滋润喉舌。

病人仰卧，术者用左手食指和中指按其左梁门穴；同时右手食指和中指顺左肋骨边，插入后软肋尽头三尖骨的空隙处（与左手食指和中指所处上下相对），向上顶抖 3~5 次。这时，如系停水，胃中即作水响。接着，右手掌用暗劲由背后肋边，顺势向腹的少腹处按捋，这样连做 3 次。做此手法的前提是，将阑门、章门、左梁门、右石关的穴位放通，把气分理顺，否则，往往有呕吐现象出现。（图 3–6）

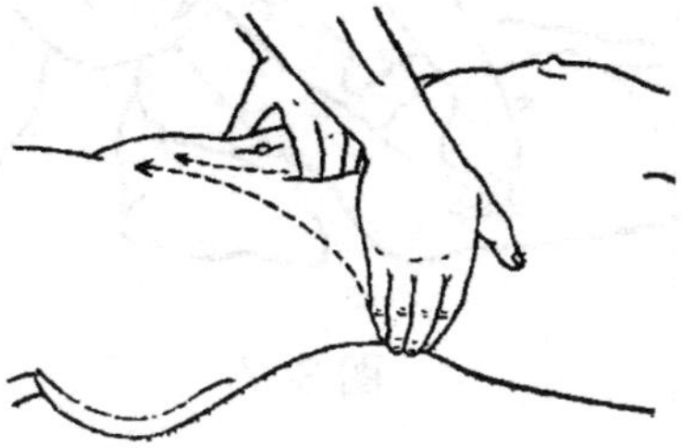

图 3–6

二、放腋下法

如遇病人喉咙作疼，水谷及水液不能下咽，或气串、气滞、岔气和两肋及胸部作疼者，用此放腋下法，痛可立止。痛偏于左，就放左腋下；痛偏于右，即放右腋下。如果两边都疼，即左右均放之。关于气的通与不通，均关注于左手的食指和中指的感觉，感觉到病人的脉门跳动，气即已通，其痛必止。如其脉门不跳，说明其气不通，痛即不止，须缓治之。

病人仰卧，术者站其前右侧。先用左手握住病人的左腕部的脉门，然后用右手的大指端分拨其合谷的筋，再用大指分拨病人腋下的筋，感到左腕部的脉门跳动为止。（图 3–7）

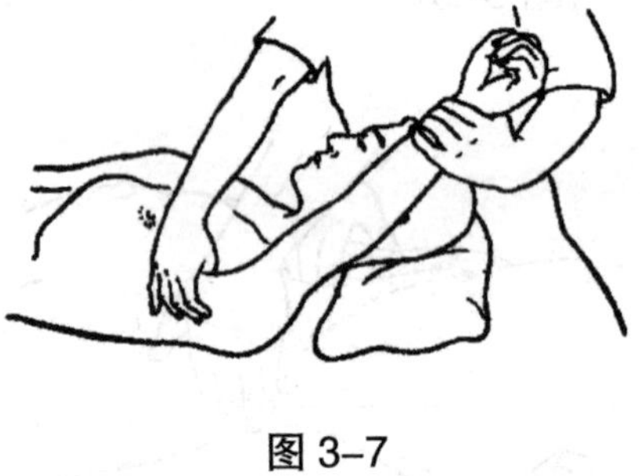

图 3–7

三、带脉与三阴交齐放法

带脉，在腹部两侧系腰带之处，与周身脉络相通，如用手搬之，似乎有筋之状。如果气分错乱于左，就搬左侧；若气分错乱于右，就搬右侧。所以，带脉是活动周身的主要穴位。它能使气血通达四肢，也为开结、通经、达表之要穴，无论虚实各症，治疗都用此穴。故治病要先开中焦为第一要义。

此种手法，是气功按摩和导引治疗处方的主要手法，对疏通上下之气的作用有奇效。这是开中气的关键。但力道一定要适中，穴位也一定要准确才行。切记多练之。

病人仰卧，术者站在其右侧，用左手扣住病人右边的带脉，往里搬；同时用右手的食指和中指按住阑门穴，向下按点。继之，右手的大指端按住病人的右腿三阴交穴位的筋进行拨点，直到左手食指和中指感觉到其阑门穴有跳动，或指下有流水的感觉即止。放左侧与放右侧手法同样，唯左右相反。一般左右都放，其效果更佳。（图 3–8）

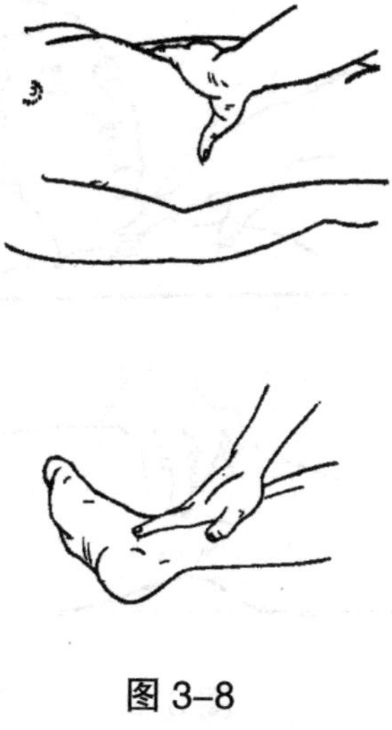

图 3–8

四、彧中与阴陵泉齐放法

扣搬两彧中穴，可以使胸部开爽，有调和胃肠气分之作用，能够导引气分上下通畅。此手法是打通胃部与腿部通气的主要手法。如遇病人实症不通者，也可与带脉与三阴交齐放法连用，即可打通上下通气之门。其方法是：

①病人仰卧，术者于患者右前方站立，用左手的大指和中指，扣点住病人的左右彧中穴；右手的食指和中指，先由巨阙部位向下直推至阑门穴，连续 3 次，然后，用右手的大指向下点按病人右腿的阴陵泉穴进行点拨。一般病人感到胸部轻松为度。（图 3–9）

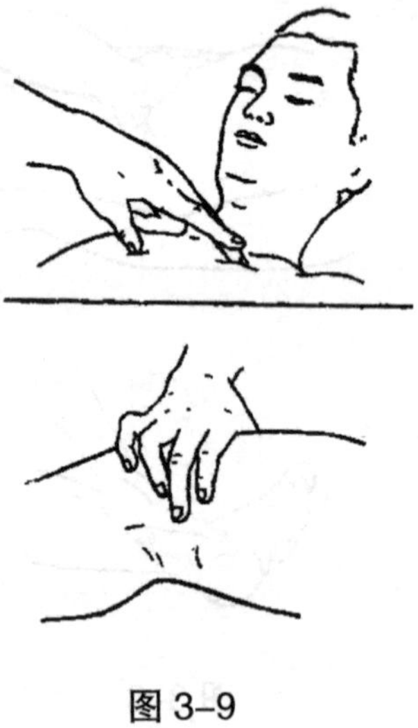

图 3–9

②左手大指和中指仍扣住病人两彧中穴；右手的大指、食指和中指，扣住彧中穴以下两旁的肋骨缝间，一手一手地顺按至腹部肋边的尽处，连续做3~5次。接着，再用左手掌侧按住右石关部位；右手的食指和中指托住背后的左肋下，与幽门、梁门相对处，两掌同时动作，左手右旋转，托送至左幽门梁门部位；右手食指和中指顶托向前，推送至章门部位，与左手相交，随后共同向下推至气海部位为止。（图3–10）

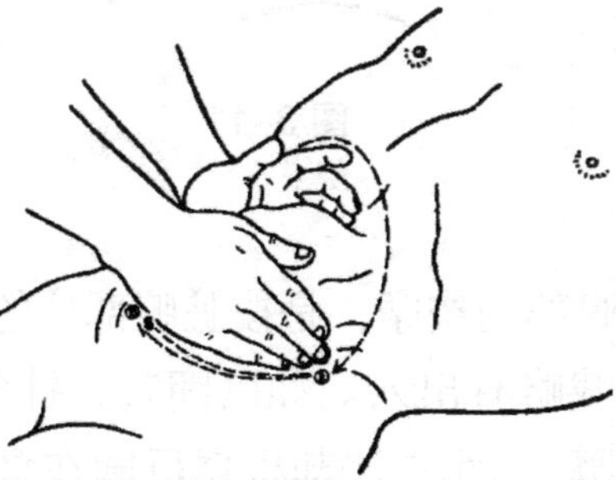

图3–10

五、引气归元法

引气归元法是整理性的手法，治完各穴位之后，再操作此穴1~2次即可。即所谓调中气，开门放水；使络活，引气归元。其手法如下：

病人仰卧，术者站在病人右侧，右手五指抓住病人脐下的气海部位；左手抓住其脐上的建里部位同时向上提起。不过一分钟病人就会感到呼吸舒畅。（图3–11）

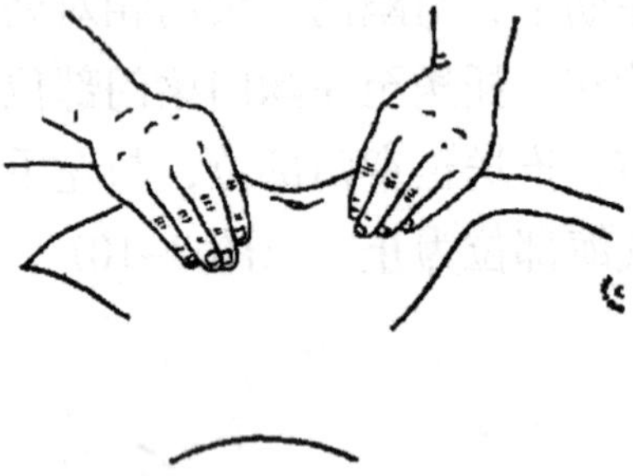

图 3–11

注：胸腹部的按摩，是按脏腑部位的辩证推按，与针灸文献记载略有出入。如巨阙穴，针灸文献记载“主手少阴心之募”，而本法却根据巨阙在食道和胃上口相会处，点巨阙穴可以治疗食欲不振、气逆上冲等食道各症。几个穴位互相配合时点巨阙以便拦截上冲之气，以防呕吐。这也是本法的治疗特点之一。但穴位必须要准确。特别是在点阑门、水分、气海的时候就更需注意。总之，不要拘泥于呆板，要灵活运用，这当然要在长时间的临床实践中逐渐领悟和体会。

六、松肩井

背部，也就是督脉的各个穴位，与脏腑均有直接的关系，所点穴位，均有经络和脏腑所属。肩井穴，为补五劳七伤之穴，又可平各个脏腹之气。风府散风，哑门与心气相通。如此三穴并用，有补劳损、平心气、散风寒之作用。无论虚、实各症，必须先用之。其手法如下：

病人取坐势，术者站于其后，用两手的食指和中指扣住病人的肩井穴，两大指交替推压风府和哑门穴十余次。（图 3–12）

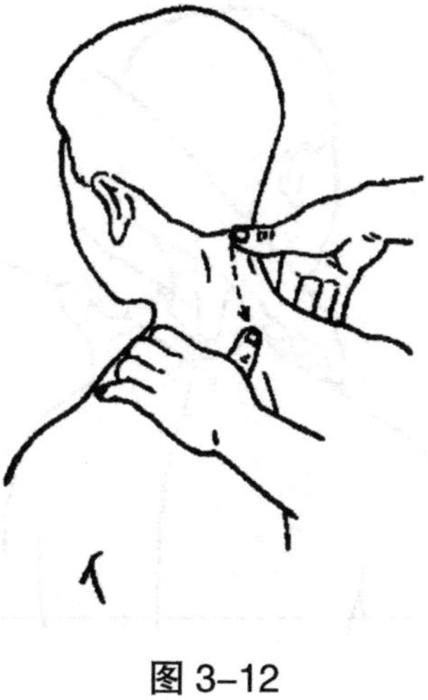

图 3–12

七、按推百劳穴

按推百劳穴，能使浊气下降，有行痰坐气之功效。行痰，是加速血液之循环；坐气则能使浊气下达于丹田而下降，从而使清气上升。如此穴放通，能使浊气直接贯通丹田。故百劳穴为督脉之总关键，也是五劳七伤的主穴，但必须与肩井穴并用。其手法如下：

病人取坐势；术者站其后，用右手大指按住百劳穴，左手的大指复按在右大指上以加力；两手的食指和中指向前扣住两肩井穴，随之大指相叠下按，按后向下短拨至两风门。病人感觉深层有气为止。（图 3–13）

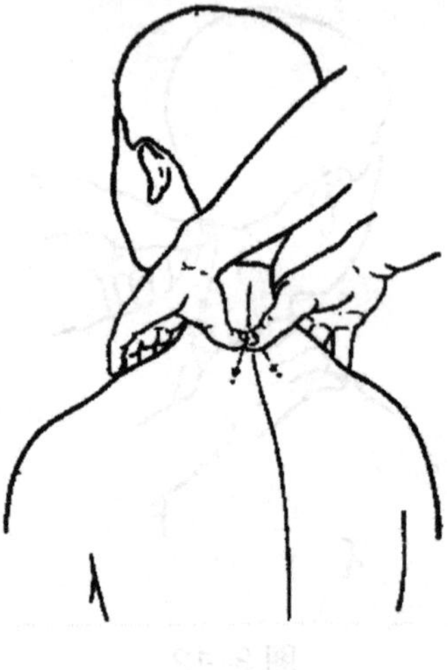

图 3–13

八、推按膏肓穴

膏肓为补五劳七伤之要穴。各脏腑如受风邪，或是脏腑气分错乱，以致风邪凝聚不散，如将此穴放通，能使风邪退去，使脏气平和。其手法如下：

病人取坐势；术者站于其右侧，左手大指和食指扣住病人的两膏肓的大筋（如钳状）不动，右手随即在左手上同样按住两风门的大筋，随之，右手向下按推至左手处，左手则向下按推至脾俞，右手再推按至脾俞。然后再从头开始，这样反复 3~5 次。（图 3–14）

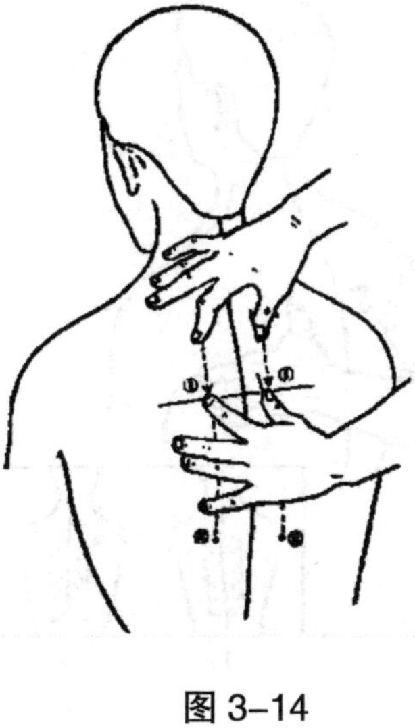

图 3–14

九、推抹两筋

背部两条大筋是人体的总筋，它与各个筋脉相通。其方法如下：

两大指扣住两膏肓穴两条大筋；两手的食指和中指扶住两肋，用大指顺着两条大筋向下扣拨至肾俞为止。这样可使脾、肾气通顺。（图 3–15①）

两大指扣住膏肓穴；两手的食指、中指和无名指附于两肋，用两大指顺督脉的两条大筋向下分抹至肾俞。(图 3–15②)

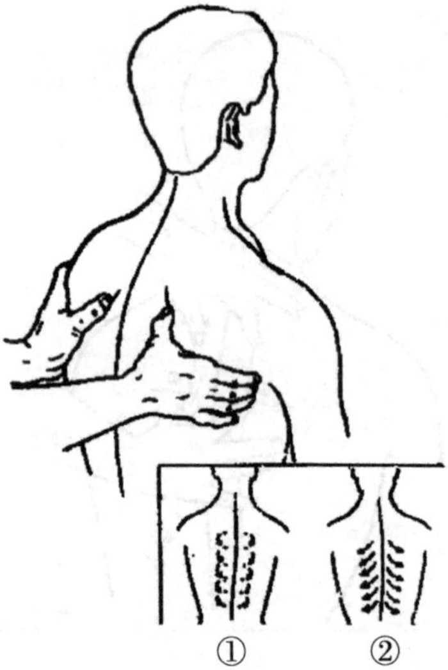

图 3–15

一〇、督脉捣挤法

人体背部的督脉与背部各个经络穴位亦相联系，用拳捣挤，能使周身气血流通，各脏腑的气分舒畅。其方法如下：

病人取坐势；术者站其左后方，双手攥拳，按挤其背后的两条大筋，自风门起，顺其筋脉徐徐向下至肾俞穴或大肠俞为止。如果泻泄，则至肾俞穴，不可至大肠俞。（图 3–16）

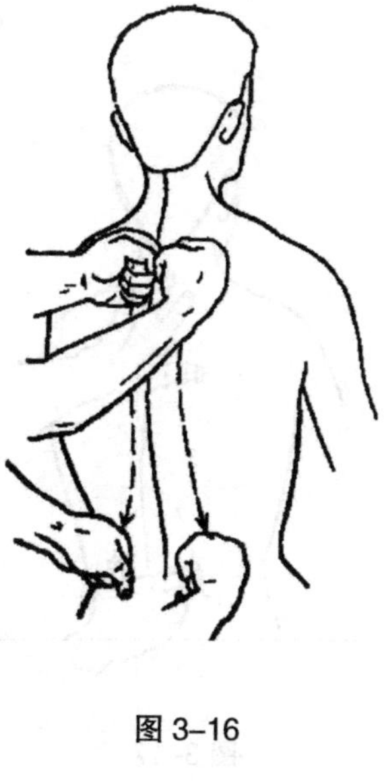

图 3–16

一一、升肾水

升肾水的手法，须待肾气恢复后，方能用之。是以激动肾脏，肾脏被激动，清气上升；水的精华被推动，顺肾脏向上的经络管上达于目，是养睛的一种手法。其手法如下：

病人俯卧势或坐势；术者站其右或左均可，一手的中指按住其百劳穴，使浊气下降；另一手食指和中指扣住两肾俞，向里掐揉合按。使精华上升滋养其目睛。(图 3–17)

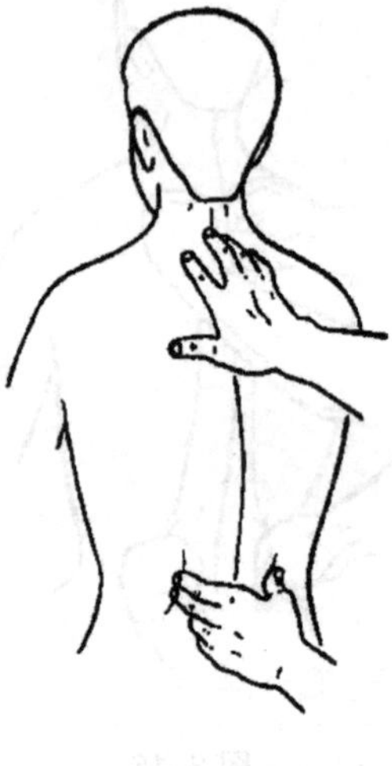

图 3–17

第四节 气功按摩和导引治疗处方

一、失眠症的导引治疗处方

由于各种原因，造成了思想压力和精神压力，就会想事情多。中医讲，“思虑伤脾，伤脾则不思食也”，更是难以睡眠。

脾为后天之基，也是各脏腑和四肢经脉之基础，久而不治就会造成很严重的后果，甚至导致忧郁症，给自己、家人、社会都会造成很大的损失。

以下导引治疗处方的呼气方法，如有不注明处，就按起吸落呼、开吸合呼的呼吸方法练功。

处方一

练习易筋经的第一段“正身式”，每天2次，1次2遍。

处方二　5项绝招

①按压心包经：循着双臂内侧经络线，由上向下按压，以感觉到压疼为度。每侧5遍，每日2次。

②点揉神门穴：神门穴位于腕横纹肌尺侧端，即尺侧屈腕肌腱的桡侧凹陷处，每日睡前，用一手拇指端的

螺纹面，点揉另一手的神门穴；两侧交替点揉，以感到酸胀为宜，各重复 30 次。

③揉搓涌泉穴：每天睡前，两手心搓热后，揉搓每只脚脚心 30 次。

④揉捻耳垂：一手的拇指和食指捻揉同侧的耳垂 2 分钟；每天 2 次。

⑤每天睡觉以前默念两句英语单词，以背熟为止。

处方三　搓手抹眉敲脑壳

①两脚并步站立；两掌自然下垂于身体两侧；目视前方。（图 3–18）

②两脚开立；两掌相搓，以掌心发热为度；目视前方。（图 3–19）

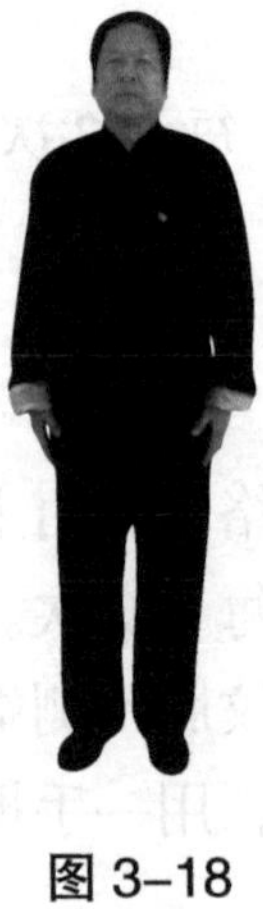

图 3–18

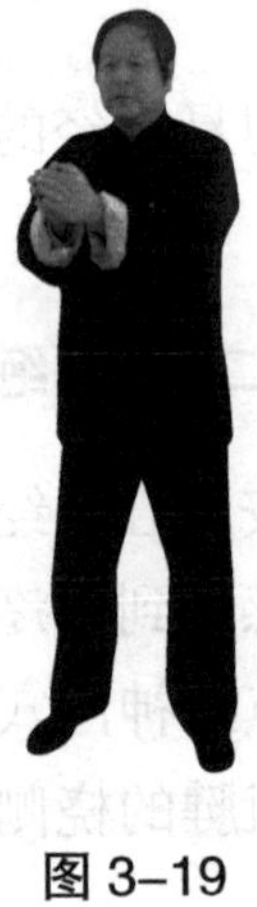

图 3–19

③接上势，两掌搓热以后，像洗脸一样把脸搓热。(图 3–20)

④两掌搓到脸的两侧。（图 3–21）

⑤两掌搓到前额。总之，以全脸甚至两侧完全都搓热为度。（图 3–22）

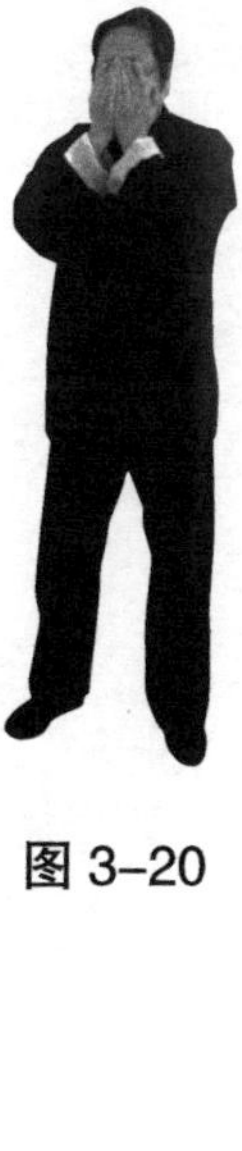

图 3–20

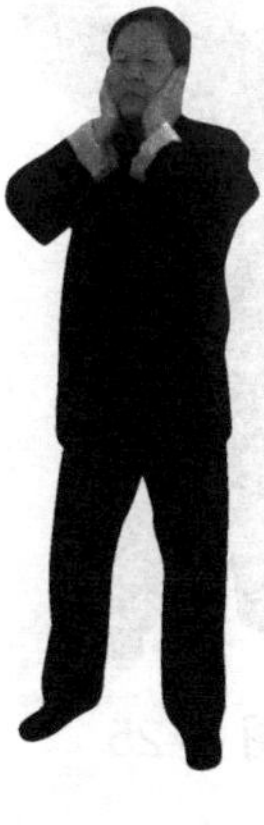

图 3–21

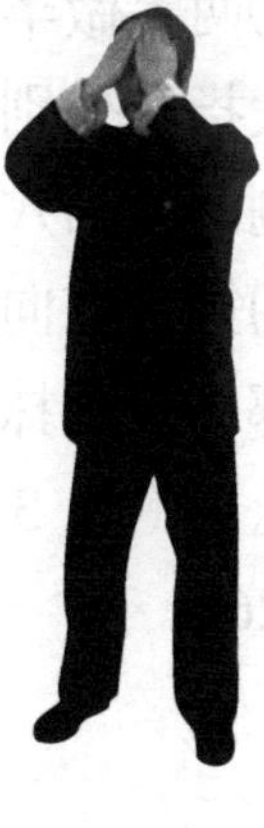

图 3–22

⑥两掌变爪，用十指端点戳前额和头部，以头的全部都被点戳到为度。（图 3–23、图 3–24）

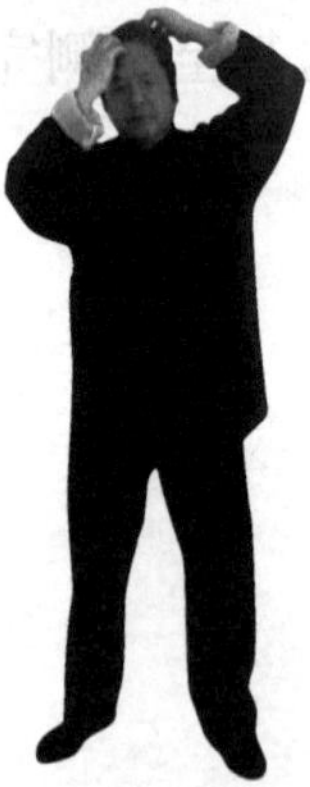

图 3–23

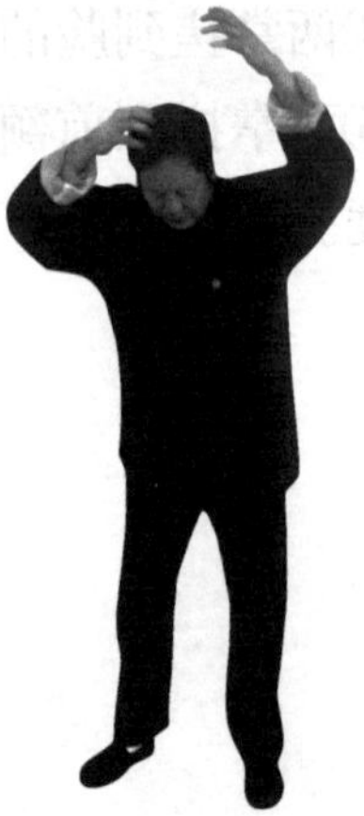

图 3–24

⑦两手做半握拳状，大指端分别扣压住同侧的太阳穴，用食指的第二节向外分抹眼部；以分抹 9 次为度。（图 3–25、图 3–26）

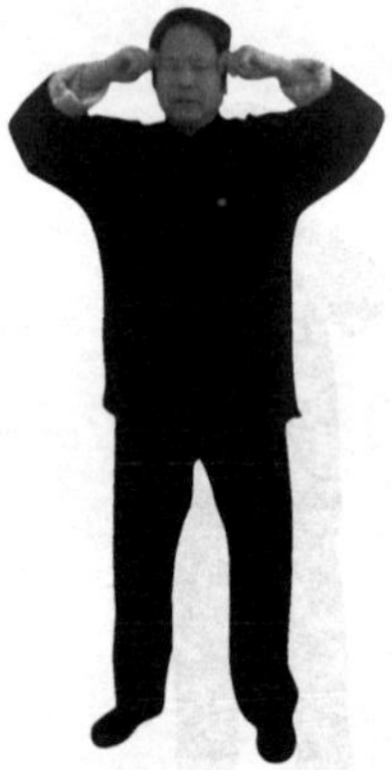

图 3–25

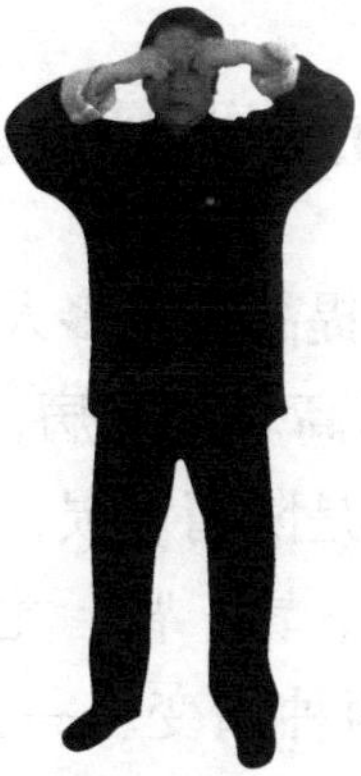

图 3–26

⑧接上势，分别用两手的中指顶点同侧的太阳穴，默数 9 次为度。（图 3–27）

⑨接上势，两手变掌下垂于身体两侧；目视前方。（图 3–28）

以上①至⑨的动作，每天 2 遍，7 天为一小疗程。

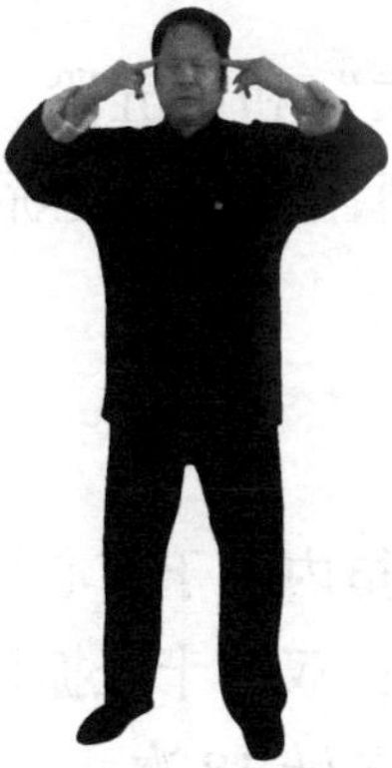

图 3–27

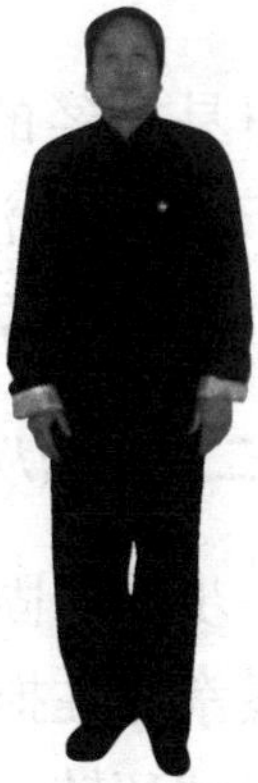

图 3–28

二、治疗糖尿病的导引治疗处方

随着生活水平的提高，很多人吃得好，动得少，糖尿病的得病率越来越高。糖尿病，中医称之为消渴症。中医认为，本病主要是阴精亏损，燥热偏盛所致。本病病变的脏腑主要在肺、胃、肾，尤以肾为最关键。如时间一长，就易发生两种病变：一是阴损及阳，阴阳俱虚，其中肾阳虚及脾阳虚较为多见；二是病久入络，影响气血的正常运行，而导致血脉淤滞。通过练功，可益肾固气、健脾和胃、通经活络，促进胰岛素的分泌，加速糖利用，并降低糖的吸收，改善微循环，有效地改善糖尿病的并发症。这一处方同样也适用于有糖尿病家族史、糖耐量障碍的糖尿病高危人群的预防。

处方一

练习易筋经的第一段“正身式”和第五段“折身式”，每天 2 遍。注意及时测量血糖，降糖药逐渐减少，以保持血糖的正常。

处方二　降糖八步功

第一步功　固气转睛：两手拇指内扣于掌心处，其余四指攥拳扣住拇指，抱于两肋处；双脚十趾抓地；同时，使眼球环转。顺时针和逆时针各转 18 次。

第二步功　横推胰脏：双手掌由外向内推压腹部胰脏在体表的投影处，两手交替运行各20遍。

第三步功　揉腹部：以神阙为中心，分别按顺时针、逆时针方向交替揉按20遍。

第四步功　排达腰背：两脚开立，两手攥空拳（用手掌）排打背部的穴位，也可用拳面的关节点揉。脾俞、胃俞、三焦俞和肾俞各拍打或点揉1分钟。

第五步功　推压腰骶：两脚自然开立；两手攥空拳，用两手背从脾俞到八髎，推按9遍。

第六步功　通调脾肾：揉压脾经血海、地机、三阴交处，揉压肾经太溪穴，两手拇指在各腿沿胫骨内侧缘由阴陵泉推压至太溪穴各9遍。

第七步功　扣打胃经：两脚自然站立，两手攥空拳，然后一腿支撑，另一腿提膝（也可坐势），用拳扣击小腿外侧胃经循行部位，各9遍，以酸胀为度。

第八步功　擦搓涌泉：最后搓涌泉穴，取坐势，两掌交替搓擦两脚的涌泉穴，以透热为度。

三、心血管系统的导引治疗处方

手少阴心经、手厥阴心包经、三焦经和小肠经都贯臂走手。《灵枢·静脉篇》说，手少阴心经之脉，起于心中，循小指之内出其端，又曰，心主手厥阴心包络之脉，起于胸中，循小指次指出其端。而三焦经的关冲穴，小肠经的少泽穴也都在手上。所以，两手多动，使这些经络和穴位得到刺激，就能防止心脑血管系统疾病的发生。

处方一　手臂缠丝功

①两脚并步站立；两掌垂靠于身体的两侧；目视前方。（图 3–29）

②两掌向上至胸前时向外分掌，使掌指相对，掌心向前；目视前方。（图 3–30）

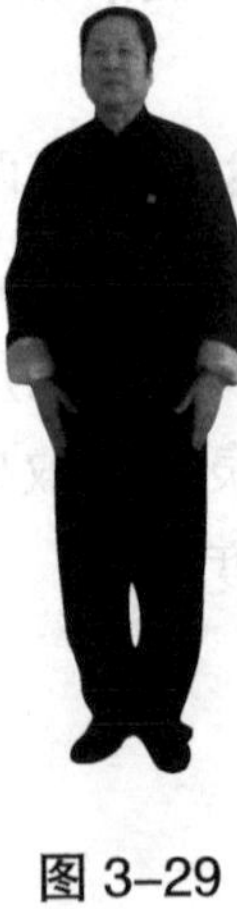

图 3–29

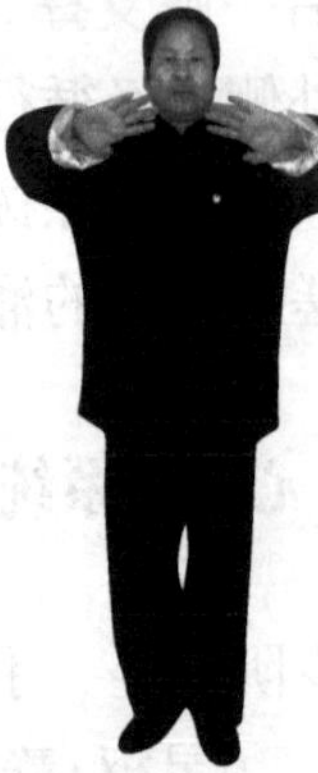

图 3–30

③接上动，两掌向左、右分开，使掌心朝外；目视前方。（图 3-31）

④接上动，两掌向内横摆置于胸前，掌心向上；目视前方。（图 3-32）

⑤接上动，两掌的掌指以小指、无名指、中指、食指、大指的顺序依次向后穿出；目视前方。（图 3-33）

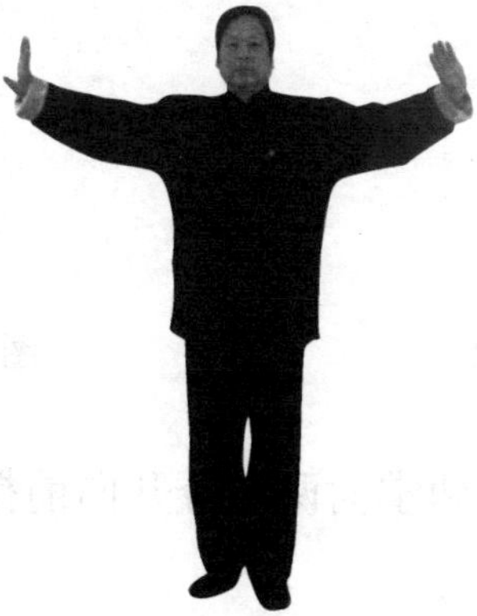

图 3-31

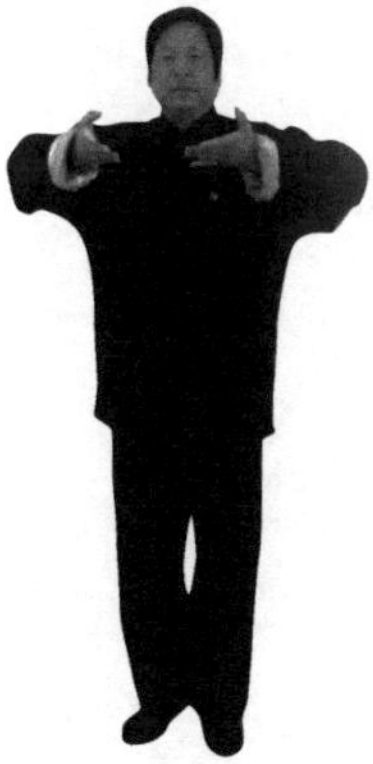

图 3-32

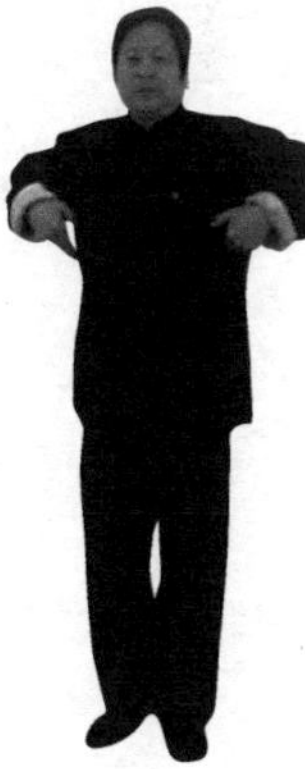

图 3-33

⑥承上动，两掌向后穿至背后；目视前方。（图3–34、图3–34附图）

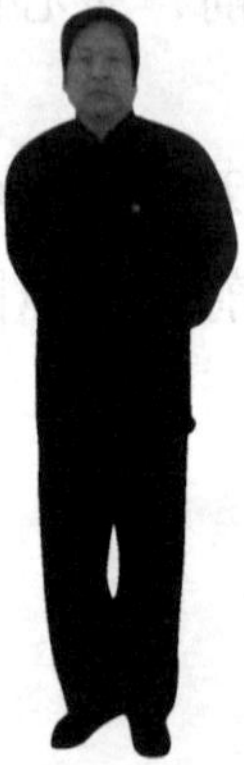

图3–34

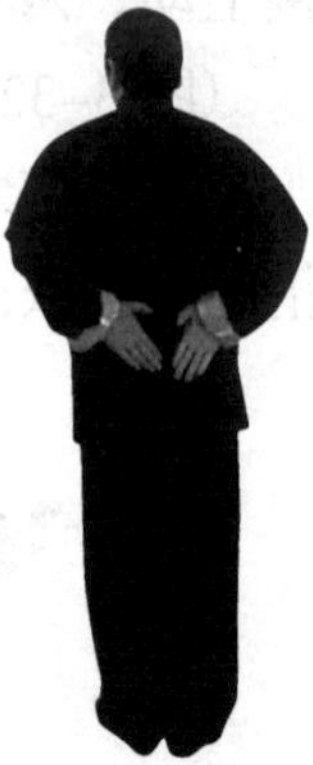

图3–34附图

⑦接上势，两掌向两侧分开向前摆掌；目视前方。（图3–35）

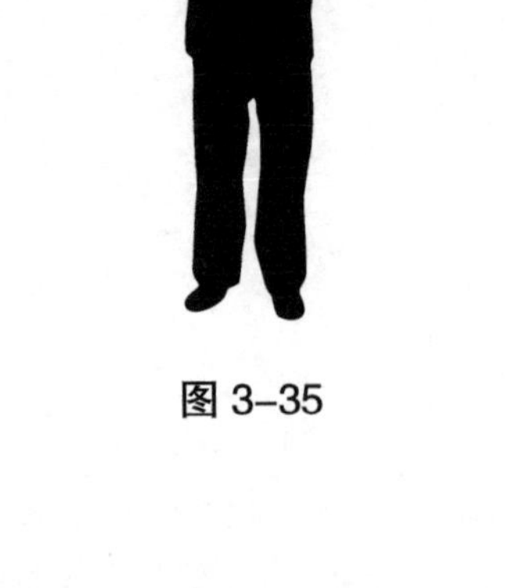

图3–35

⑧接上势，两掌向下托于腹前；目视前方。（图 3–36）

⑨重复动作②。（图 3–37）

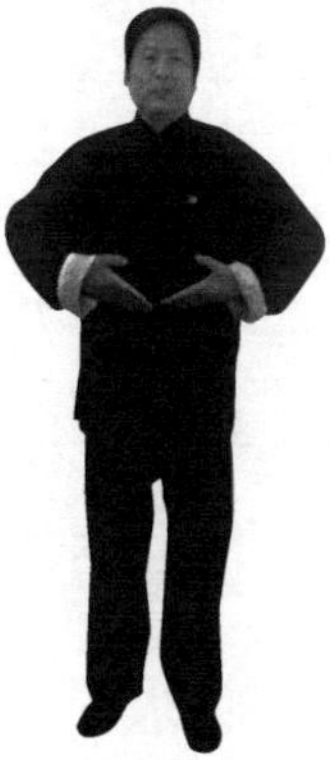

图 3–36

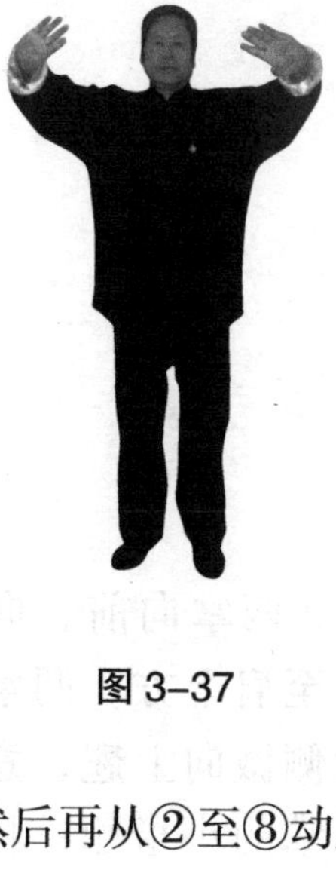

图 3–37

以上①至⑧动是一个组合，然后再从②至⑧动反复 9 遍，每天至少做 2 次。

处方二　起落展翅功

①起势：两脚并步站立；两掌垂附于身体两侧；目视前方。（图 3–38）

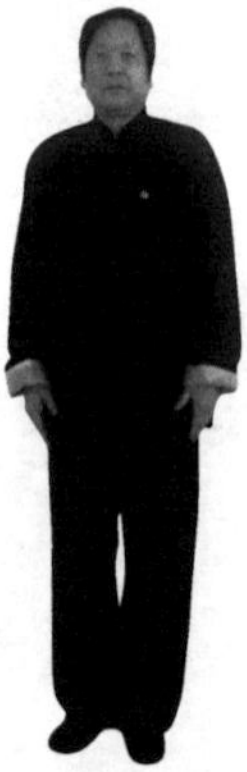

图 3–38

②两掌向前、向上托举至肩上方，两掌的小指侧微向上翘，意念在两掌的小指侧；目视前方；吸气。（图3–39）

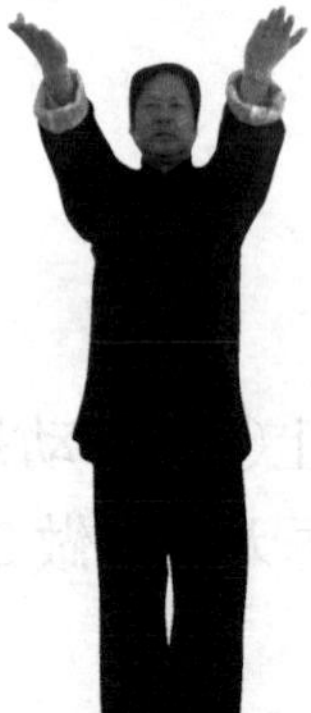

图 3–39

③承上势，两掌攥拳，拳心向前；目视前方。（图3-40）

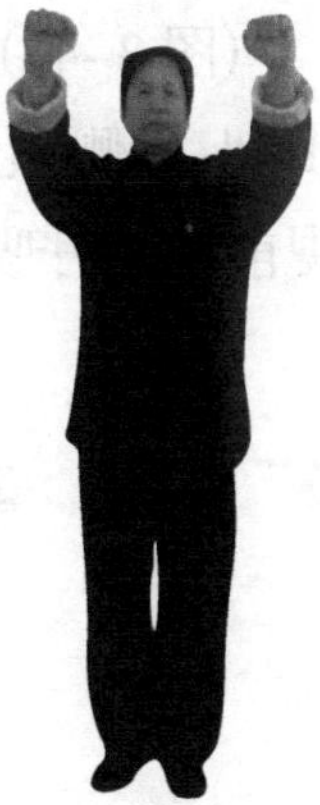

图 3-40

④承上势，两腿屈膝全蹲；同时两手的中指、无名指和小指抠顶两掌的劳宫穴；呼气；目视前下方。（图3-41）

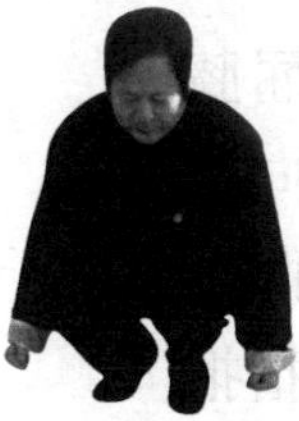

图 3-41

⑤承上势，两腿挺膝蹬直，身体直立；同时两拳变掌，意念在小指侧，在身体两侧向上方端平，掌心向上；目视前方；吸气。（图 3–42）

⑥承上势，两掌以小指侧领先外旋，使两掌成立掌，双掌心向外；目视前方；呼吸 1 次。（图 3–43）

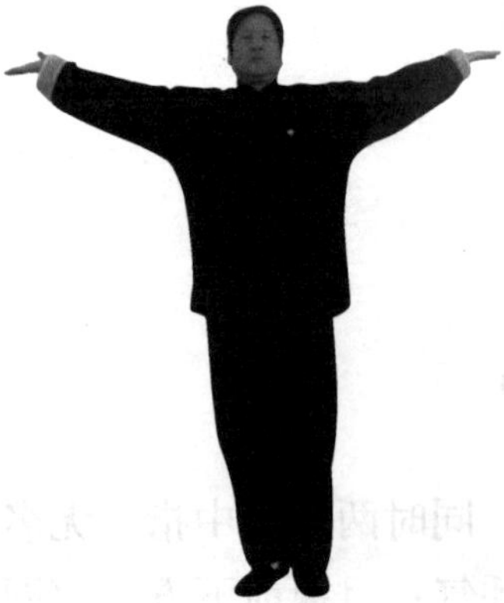

图 3–42

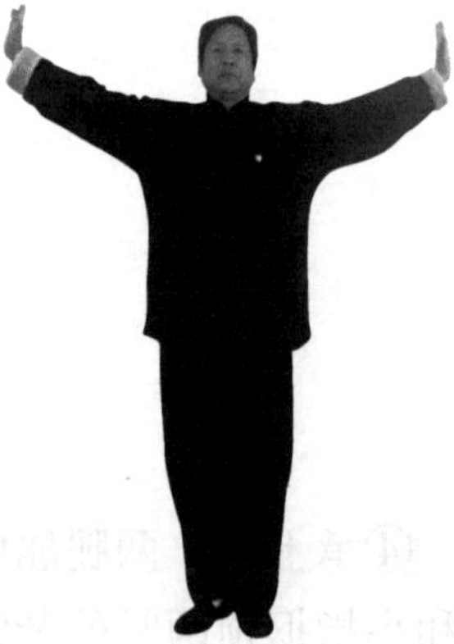

图 3–43

⑦承上势，两腿屈膝全蹲；同时两掌变拳向下停于两小腿的外侧，两手的小指、无名指和中指抠两侧的劳宫穴，随之呼气；目视前下方。（图 3–44）

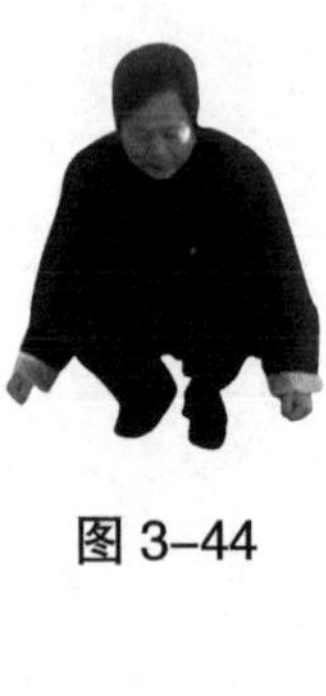

图 3–44

⑧承上势，两腿伸直，身体上起；同时两掌向前上方端至与头平齐，吸气；目视前方。（图 3–45）

⑨收势：双臂下落，置于身体两侧。（图 3–46）

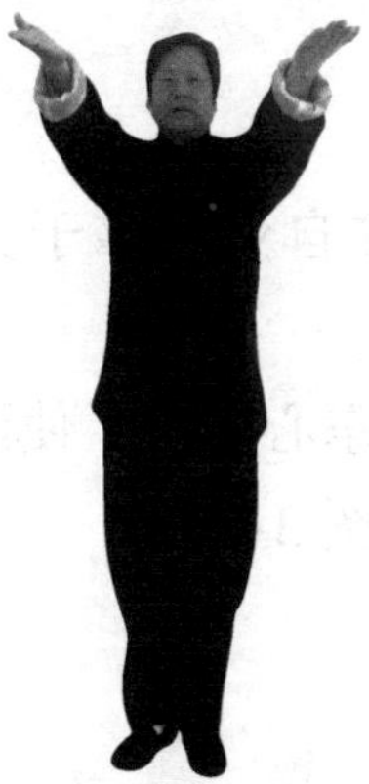

图 3–45

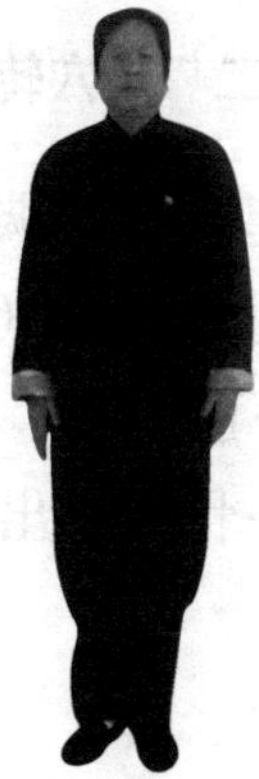

图 3–46

四、呼吸系统疾病的导引治疗处方

呼吸系统疾病，主要包括气管炎、肺气肿、伤风感冒等。从经络学上讲，呼吸系统疾病的发生，主要是由于手太阴肺经的阻滞不通。虽然迎香穴属手阳明大肠经脉，但是它与手太阴肺经相表里，而主阴阳，所以，点按迎香穴，可以清肺泄热，能起到防治鼻炎、肺炎、祛风解表、防治感冒头疼的作用。

处方一

练习本书易筋经的第一段“正身势”和第五段“折身势”。每天至少 2 遍。

处方二　点穴转头功

①起势：两脚并步站立，两掌自然垂靠于身体两侧；目视前方。（图 3–47）

②下肢不动，两手屈臂攥拳，拳心向前，使两拳的大指第一骨节突出；目视前方。（图 3–48）

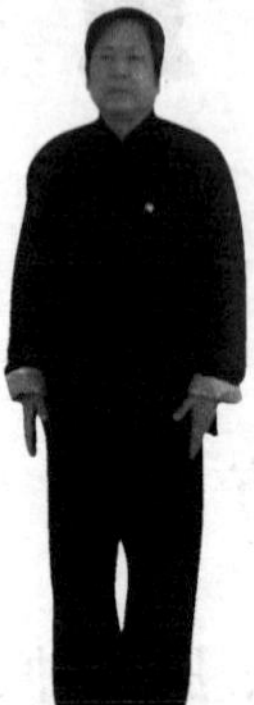

图 3–47

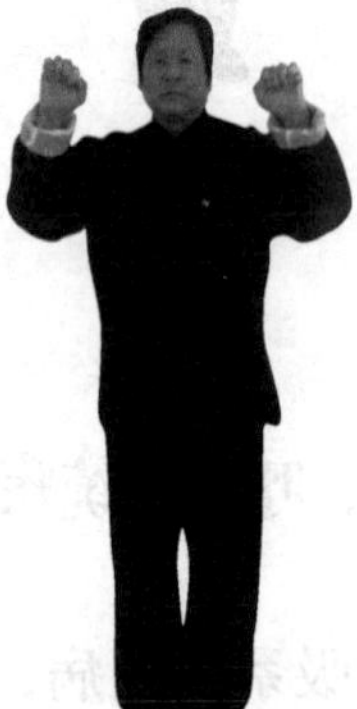

图 3–48

③承上势，（吸气）用两手大指第一骨节点按鼻部两侧的迎香穴，点按9次。（呼气）目微视前方。（图3-49）

④承上势，（呼吸1次）两手点穴的位置不变，略微加重右手的点力，同时，尽量向右侧转头，使被点迎香穴力量加重，以难以忍受为度；目随头转。（图3-50）

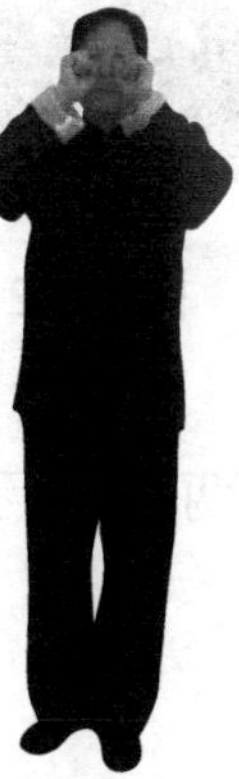

图3-49

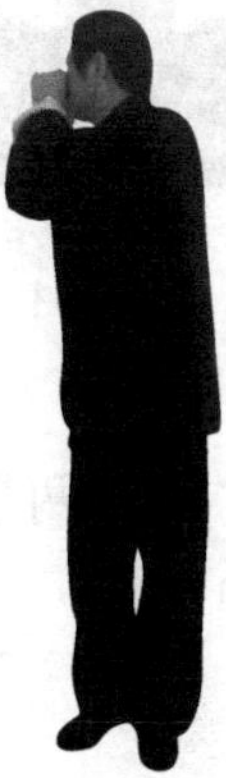

图3-50

⑤动作同上势，唯左右相反。

这样连续反复做9遍。

⑥上势已毕，两掌十指交叉后置于脑后，两手的大指上下点按脑后两侧的风池穴、大椎穴和定喘穴，尽力以感到酸胀为度。上下往返 9 次。（图 3–51）

⑦前势已毕，两大指向上翘起，用两掌根上下合挟揉脑后的颈椎两侧 5 遍。（图 3–52）

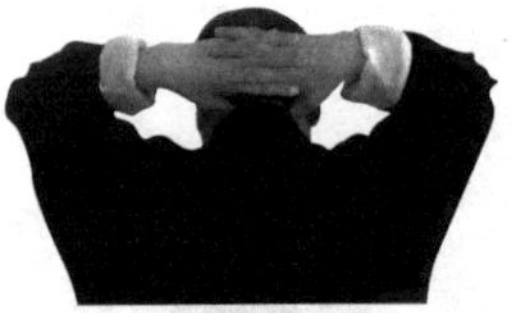

图 3–51

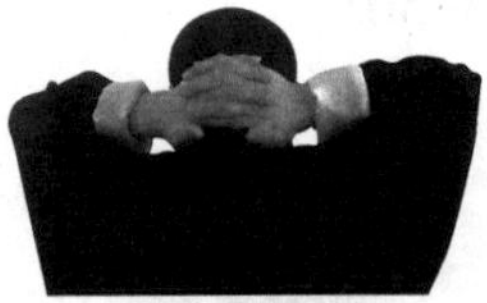

图 3–52

⑧收势：两掌自然垂靠于身体两侧；目视前方。（图 3–53）

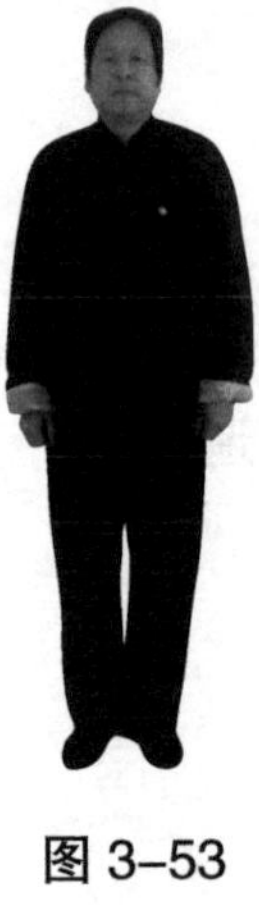

图 3–53

五、腰肾的导引治疗处方

肾属北方壬癸水，滤水之官，中医认为，肾为先天之基。肾是人体非常重要的器官，俗话说，“肾是一身之主，杂病趁虚而入”。如有先天之不足，要以后天补之。所谓后天之补，则以加强锻炼为方。

处方一

练习本书易筋经的第五段“折身势”和第九段“行身势”。每天至少 2 遍。

处方二　展臂涮腰功

①起势：两脚并步站立，两手自然垂靠于身体两则；目视前方。（图 3–54）

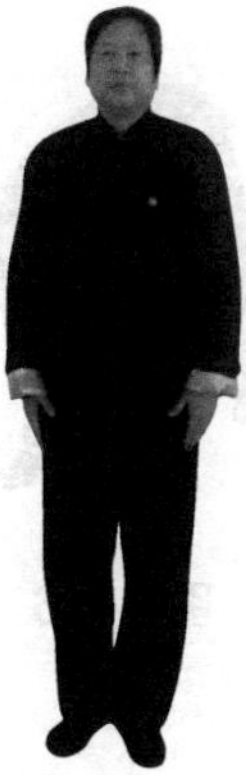

图 3–54

②两脚开立，两掌十指交叉于腹前，掌心向下；目视前下方。（图 3–55）

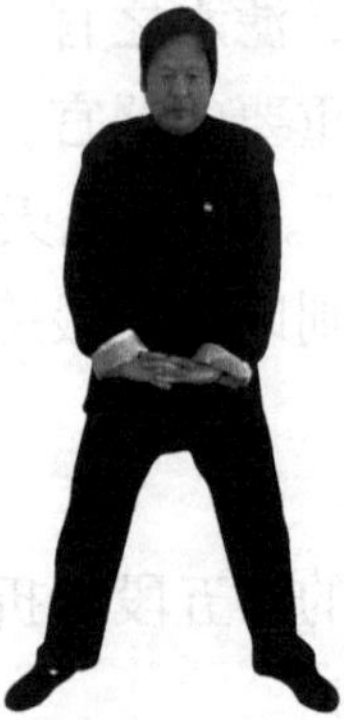

图 3–55

③承上势，向前下弯腰，使交叉的两掌向下按至前下方，掌心向下；目视前下方；呼气。（图 3–56）

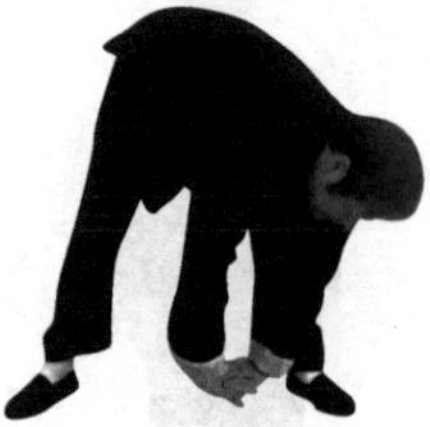

图 3–56

④步型不动；上体以腰为轴，使交叉的双掌向左、左上方挺摆，掌心向左上方；目随掌视。（图 3–57）

⑤紧接上动，以腰为轴，使交叉的双掌继续向右上方摆涮，掌心向右上方；目视双掌。（图 3–58）

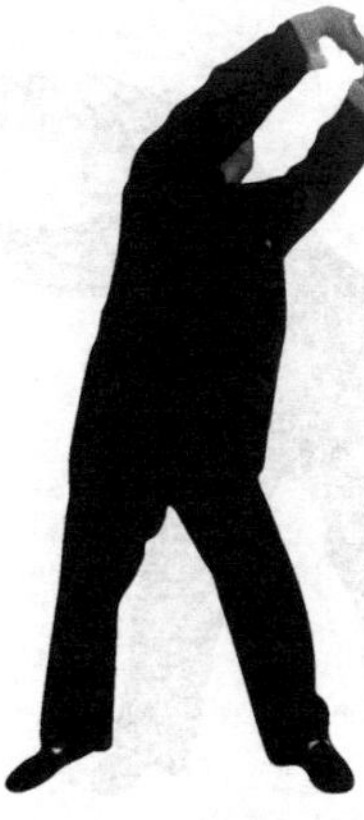

图 3–57

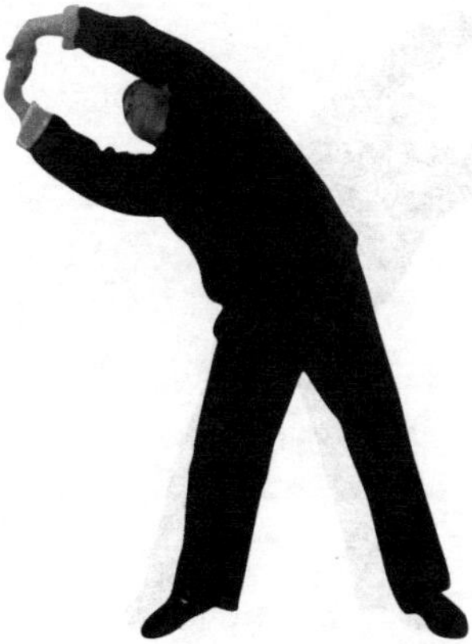

图 3–58

⑥承上动，以腰为轴，使交叉的双掌继续向右下、左下方，停于身体左前方，即前述几动形成了一个整立圆的涮腰动作；呼气。（图 3–59）

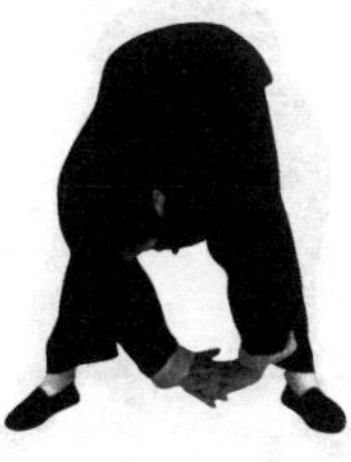

图 3–59

⑦身体以腰为轴，使交叉的双掌向右上方挺摆，目视双掌；吸气。（图 3-60）

⑧承上势，身体以腰为轴，使交叉的双掌向上、向左挺摆，掌心向左；吸气；目视左方。（图 3-61）

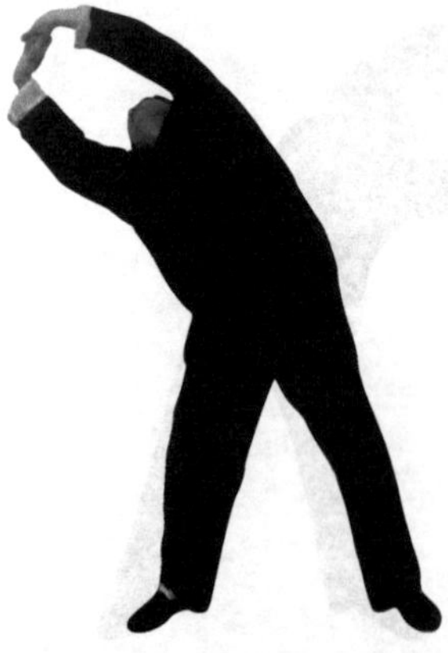

图 3-60

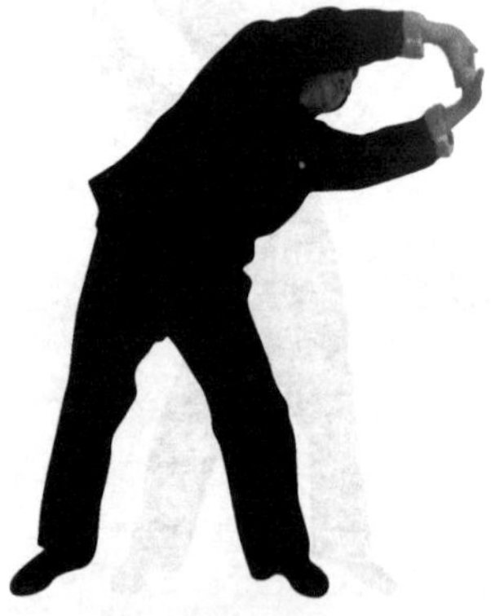

图 3-61

⑨上动不停，身体以腰为轴，使交叉的双掌继续向左、向下、向右停于身体的前下方，双掌心向下；呼气；目视前下方。（图 3-62）

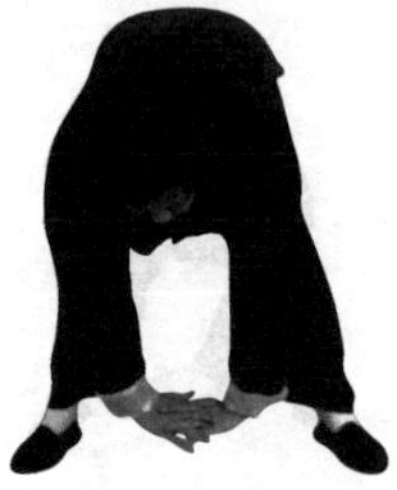

图 3-62

⑩收势：上身直起，还原成起势姿势。（图 3–63）

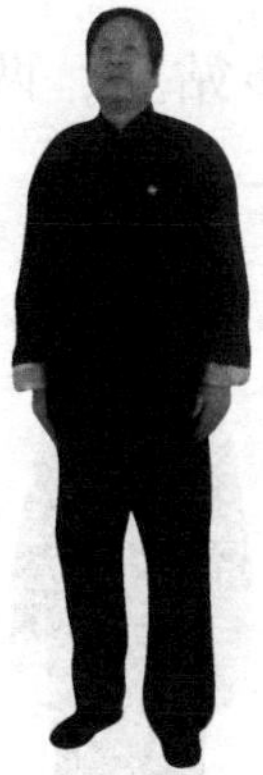

图 3–63

六、胃的导引治疗处方

胃与脾相表里，脾胃的运化直接影响着人体健康。气功练习，可使人的谷气消，谷气消则病不生，又能使脾胃得到健康。

处方一

练习本书易筋经第一段“正身势”。每天至少 2 遍。

处方二　金刚揉球功

①起势：两脚并步站立，两手自然垂靠于身体两侧；目视前方。（图 3-64）

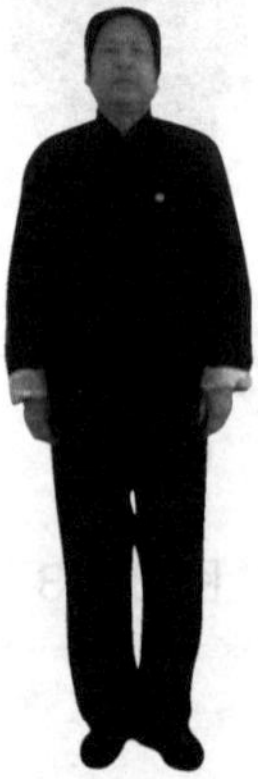

图 3-64

②左脚向左开步，两腿屈膝半蹲成马步；两掌变拳，屈肘抱于腰两侧，两拳心向内；目视前方。（图 3-65）

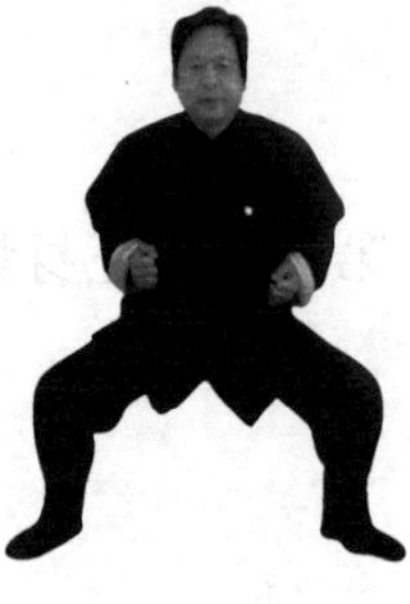

图 3-65

③步型不变；拔顶提肛，左侧以腰为纵轴，向左上方提起左转；右侧则以右臂向下压坠，以带动胃部的上移旋转，起到内部按摩的作用；吸气；目视前下方。松腹松肛；呼气。（图 3–66）

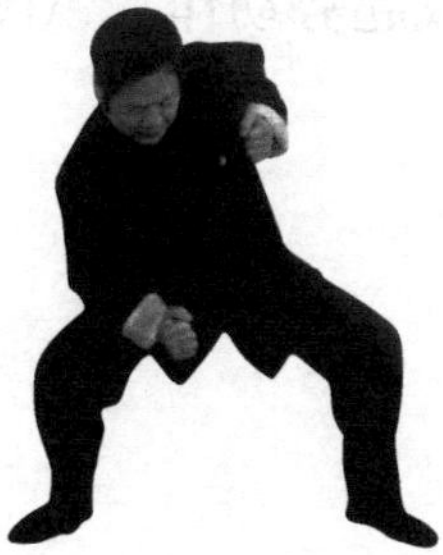

图 3–66

④步型不变；吸气；右侧以腰为纵轴，向右上方旋转；左侧则向相反方向旋转；（呼气）目视左前方。（图 3–67）

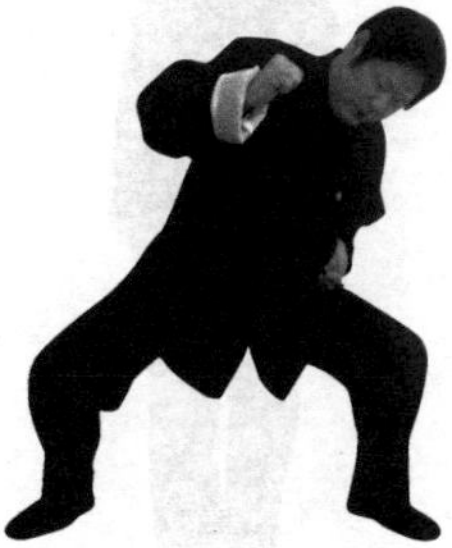

图 3–67

⑤前势已毕，左脚撑地，五趾抓地；右腿屈膝提起，（吸气）提肛吊裆；两手握空拳，交替捶打右腿的三阴交穴；（呼气）松裆松肛；目视双拳。（图 3-68）

⑥动作同动作⑤，唯左右相反。（图 3-69）

⑦收势：还原成起势动作。（图 3-70）

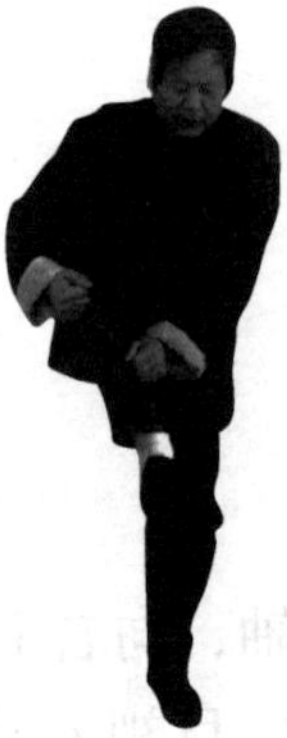

图 3-68

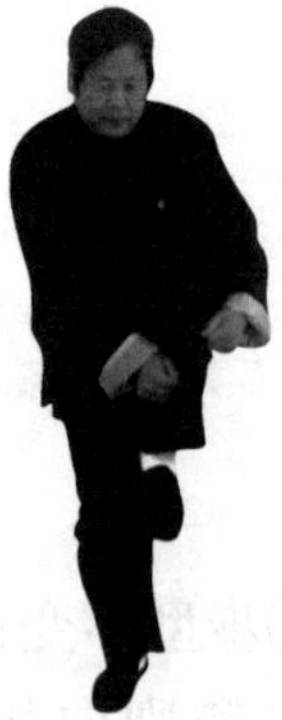

图 3-69

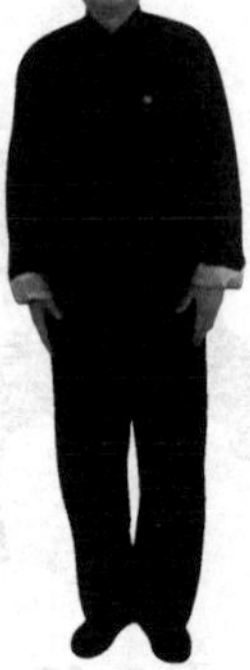

图 3-70

七、颈椎的导引治疗处方

处方一

练习本书易筋经的第七段“扭身势”。每天至少2遍。

处方二 颈椎缓慢摇摆功

①起势：两脚并步站立，两手自然垂靠于身体两侧；目视前方。（图3–71）

②两脚开立；两掌抱拳于腰两侧；目视前方。（图3–72）

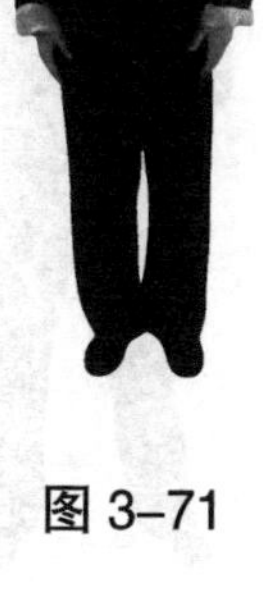

图3–71

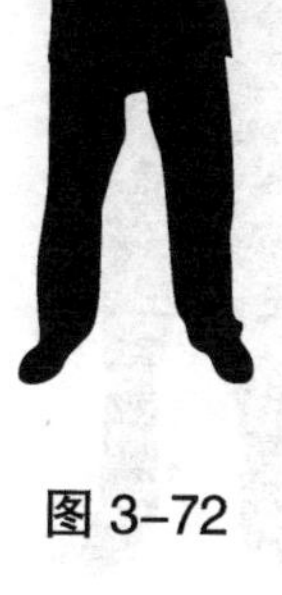

图3–72

③步型不变，两手抱拳；吸足一口气，头向左逆时针方向摆动；目微视前下方。（图 3–73）

④上动不停，头继续向后方摆转，目微视后上方；速度不宜快，以免使颈部受到伤害。（图 3–74）

⑤上动不停，头继续摆转；目视左前方。（图3–75）

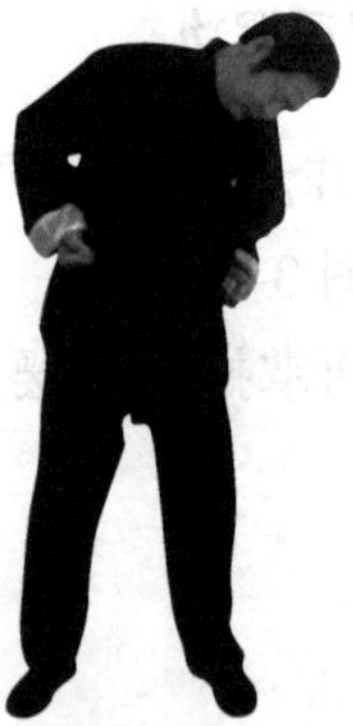

图 3–73

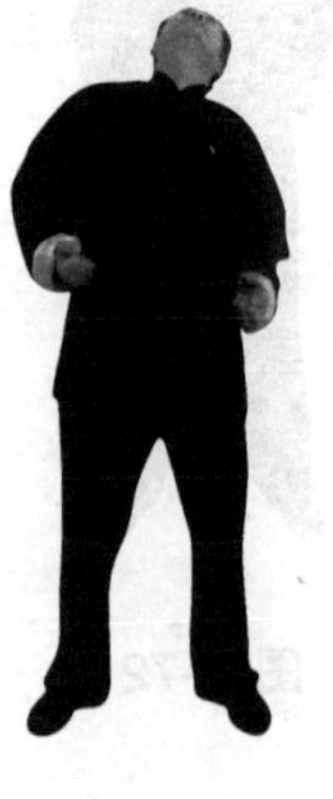

图 3–74

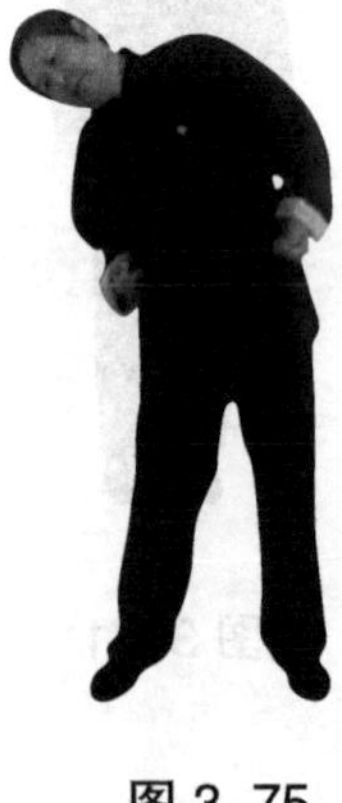

图 3–75

⑥上动不停，使头继续向前方摆转，到此就完成了平转的旋转一周；呼气；目视前下方。（图 3–76）

⑦前势已毕，向相反的顺时针方向（向右）继续摆转；目视右前方。（图 3–77）

⑧上动不停，头继续向右后转；目微视后上方。（图 3–78）

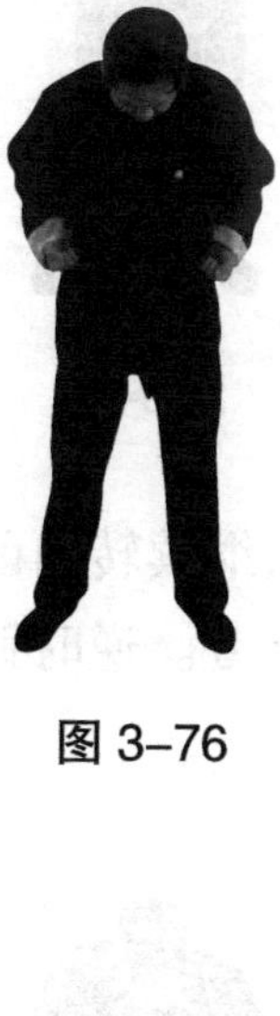

图 3–76

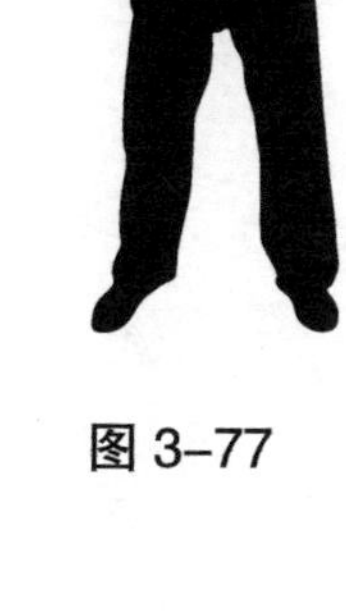

图 3–77

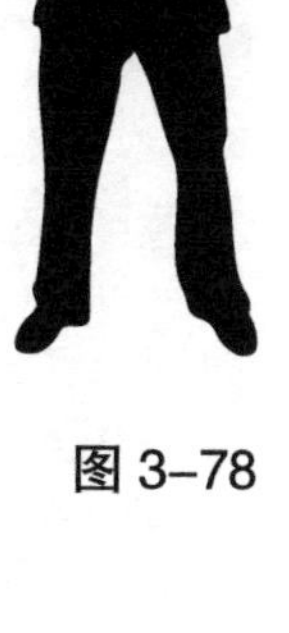

图 3–78

⑨上动不停，头继续向后左方；目视左前方。（图3–79）

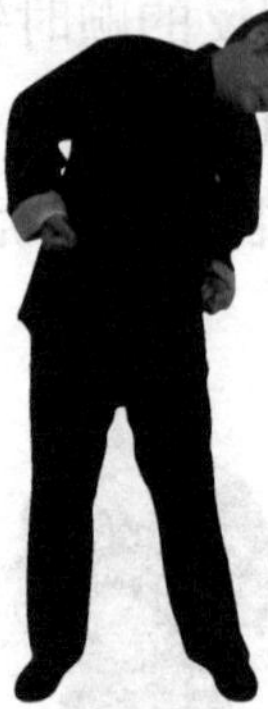

图 3–79

⑩上动不停，使头继续转向前方，这样，又完成了相反的一周；目视前下方。逆时针、顺时针方向反复做3遍。（图 3–80）

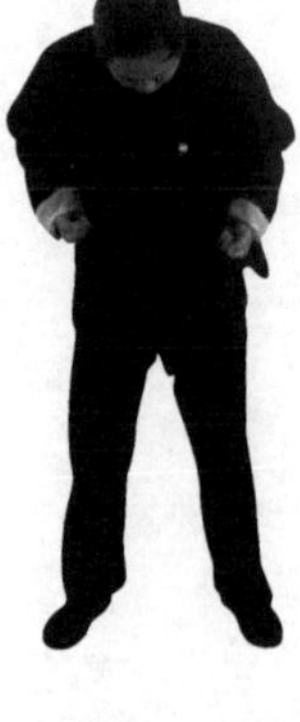

图 3–80

⑪以上是颈椎的平度旋转，下面则是竖转，也就是上下转。步型不变，头向前下方伸出；吸气；目视前下方。（图 3–81、图 3–81 附图）

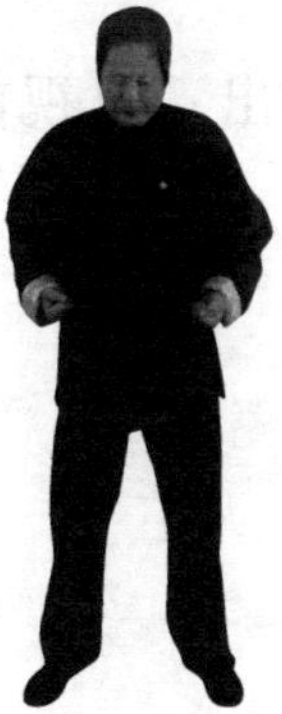

图 3–81

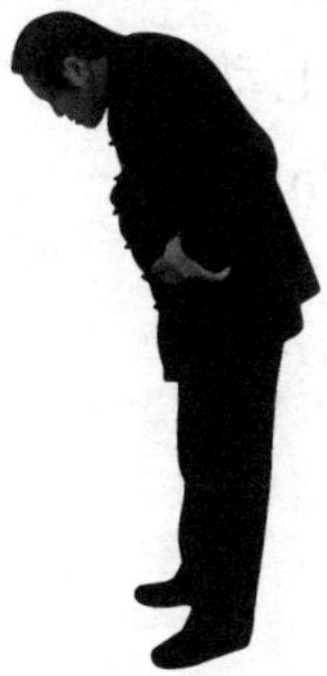

图 3–81 附图

⑫上动不停，使头伸向前上方；目视前上方。（图 3–82）

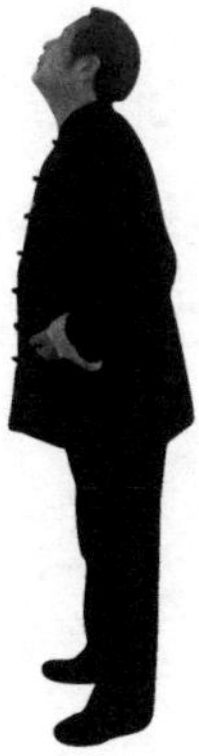

图 3–82

⑬上动不停，使头又回收至前下方；呼气。这样，就完成了一个纵轴的旋转。（图 3–83）

⑭吸气；颈椎向后上方向伸展，使头伸向后上方；目视前方。（图 3–84）

⑮上动不停，使头向前上方伸出；目视前上方。（图 3–85）

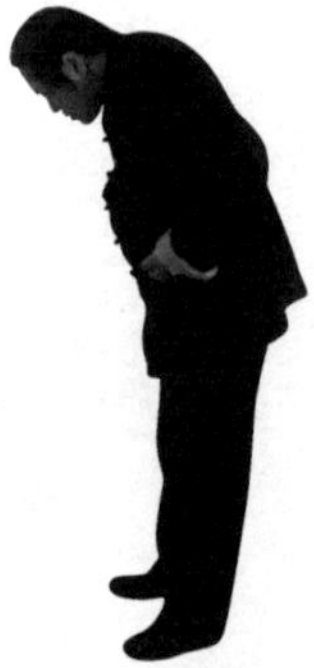

图 3–83

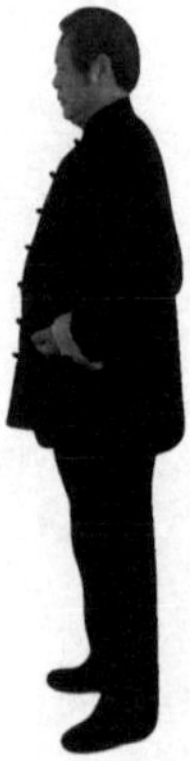

图 3–84

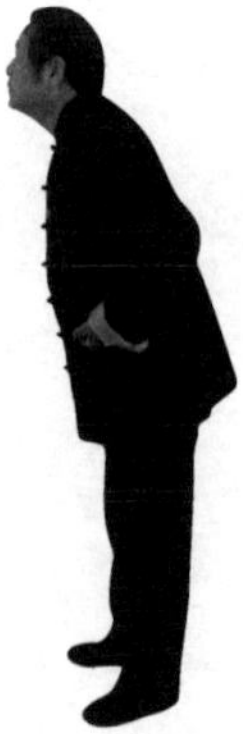

图 3–85

⑯上动不停，使头回收至前下方；目视前下方。(图 3–86)

这样又完成了纵轴的旋转。前上转和后上转各转3次；呼吸 3 次。

⑰上述动作完毕，收回前额；目视前方。(图 3–87)

⑱收势：还原成起势动作。(图 3–88)

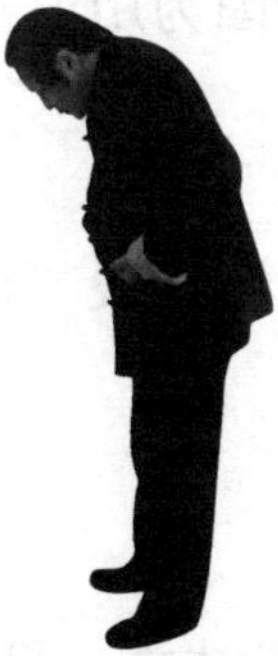

图 3–86

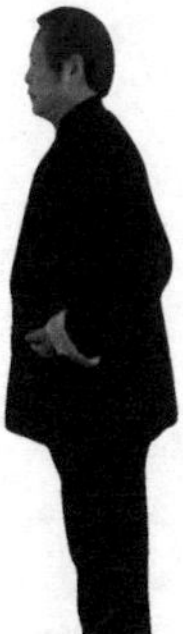

图 3–87

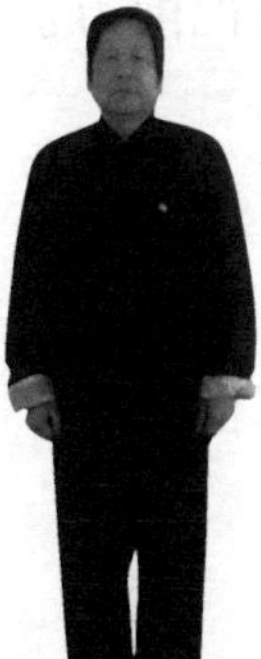

图 3–88

八、肩疼的导引治疗处方

肩部是上肢运动的最重要部位，由肩胛骨、锁骨、肱骨、韧带、关节囊、肌肉相互连接而成4个关节，即肩肱关节、肩锁关节、胸锁关节和肩胛胸壁关节。肩肱关节是人体运动范围最大而又比较灵活的关节，在日常生活或锻炼中，常常会因为用力不当而造成损伤。

处方一

练习本书易筋经中第一段“正身势”和第七段“翻身势”。每天至少2次。

处方二　颈肩争力功

①起势：两脚并步站立，两手自然垂靠于身体两侧；目视前方。（图3–89）

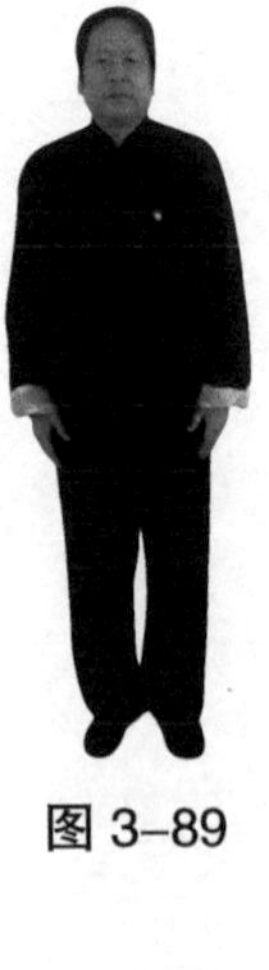

图3–89

②左掌屈臂背于身后；右手向左前方伸掌，掌心向上；目视右掌；吸气。（图 3–90）

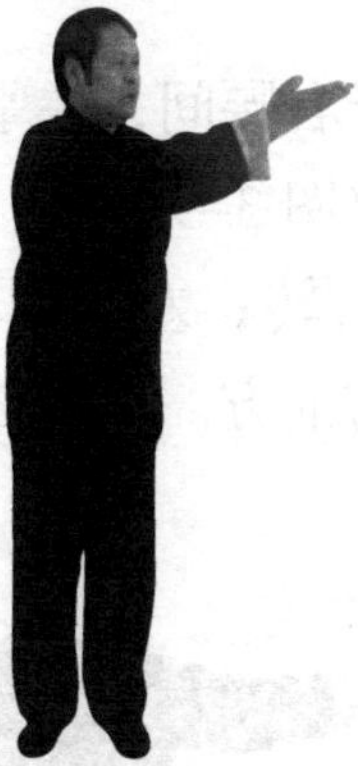

图 3–90

③右掌屈臂向后，使掌心附于脑后；目视前方。（图 3–91）

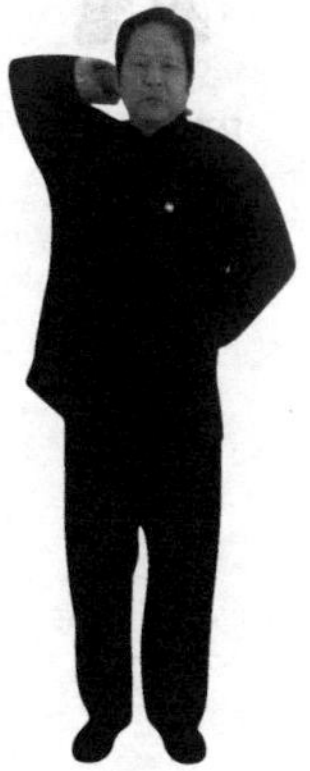

图 3–91

④上势已毕，右掌以掌心为力点，向右侧尽量推出；同时，颈部则向左上方拉争，与掌形成反作用力；呼气。（图 3–92）

⑤右掌抱拳于右腰间；左掌向右前方伸出，掌心向右；目视左掌。（图 3–93）

⑥身体稍向右转；左肢屈臂，使左掌收附于脑后方；吸气；目视右前方。（图 3–94）

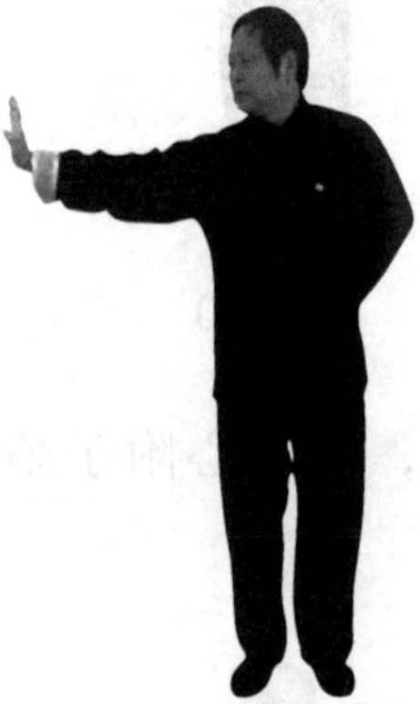

图 3–92

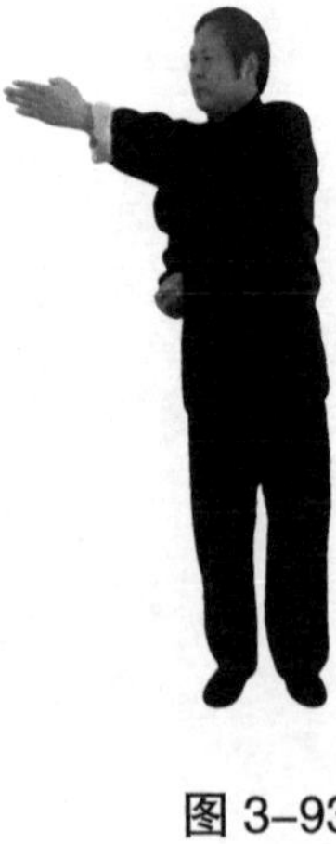

图 3–93

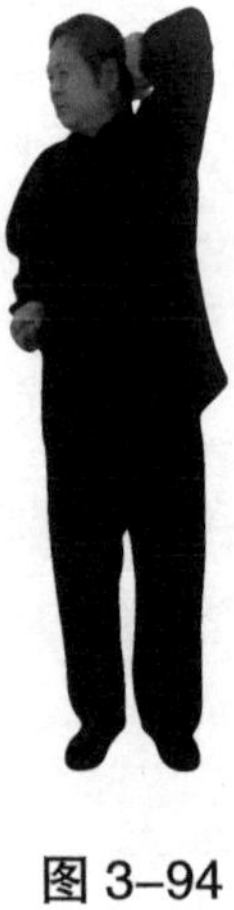

图 3–94

⑦上身左转，左掌以掌心为力点向左侧推出；同时，颈部向右上方反争，与手掌形成反力；目视左掌。(图 3-95)

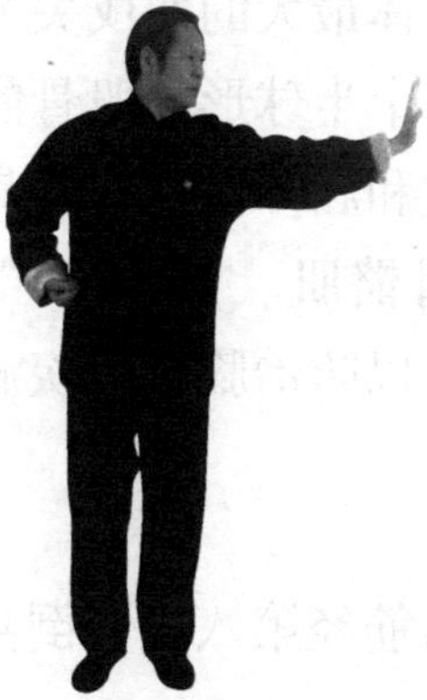

图 3-95

⑧收势：还原成起势动作。（图 3-96）

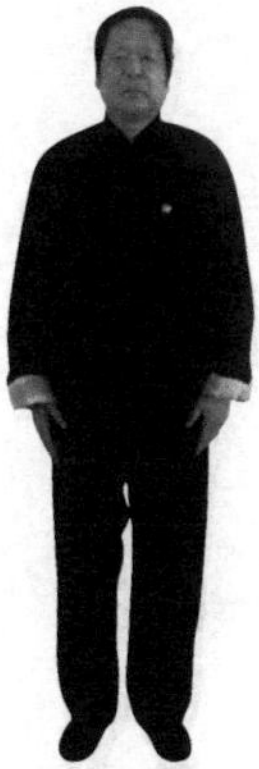

图 3-96

九、膝关节的导引治疗处方

膝关节是人体最大的曲戌关节，是由一个比较平坦的胫骨平台和两个半球形的股骨髁部及髌骨组成，它的主要功能是负重和屈伸活动。除骨之外，周围又有很多的筋、韧带和骨骼肌。古人称“膝为筋之府”。所以，要好好地锻炼，以防治膝部的疾病。

处方一

练习本书易筋经第八段“倒身势”。每天至少 2 遍。

处方二　摇根晃膝功

①起势：两脚并步站立，两手自然垂靠于身体两侧；目视前方。（图 3–97）

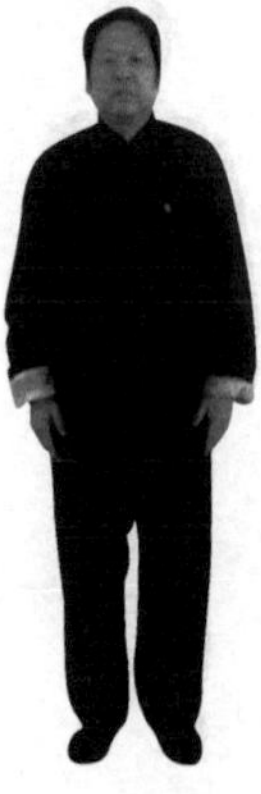

图 3–97

②两腿屈膝全蹲；（呼气）两掌分别附于两膝关节上；目视前方。（图 3–98）

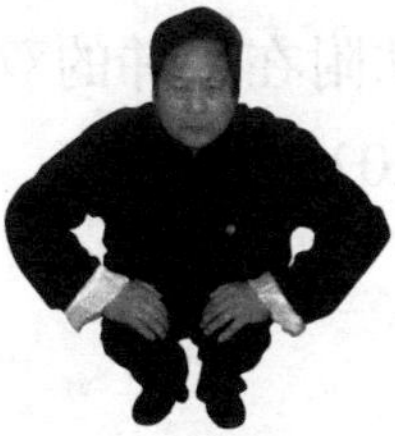

图 3–98

③两腿挺起直立，两膝相并；上体前俯，（呼气）两掌分别附于两膝上；目视前下方。（图 3–99）

④接上势，两掌附于相并的双膝上，向前、向右侧横摆；目视双掌。（图 3–100）

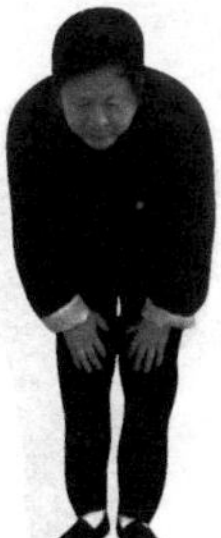

图 3–99

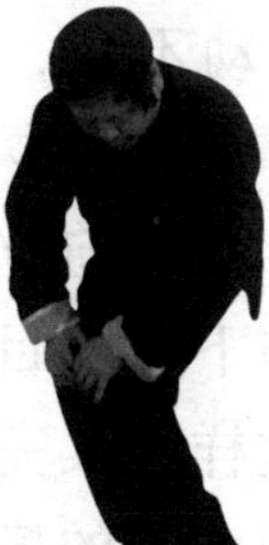

图 3–100

⑤承上动，双腿继续向右后、向左、向左前、向前摆动；目视前下方。这样就完成了一个右平圆的旋转。（图 3–101）

⑥接上势，两掌附在相并的双膝上，向左侧横摆；目视双掌。（图 3–102）

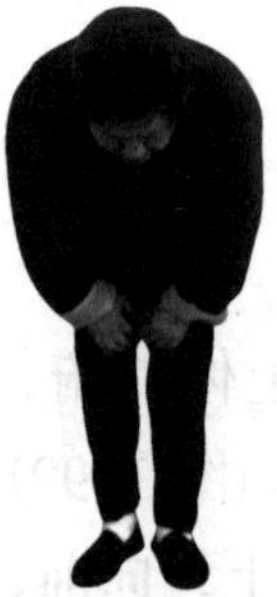

图 3–101

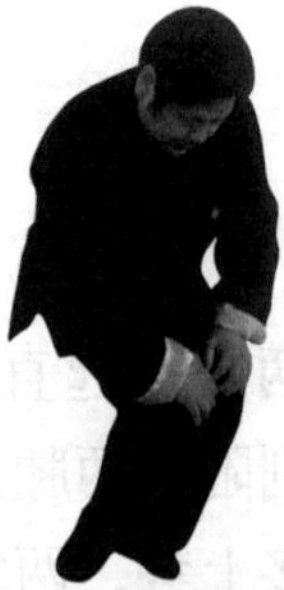

图 3–102

⑦上动不停，双膝带动双掌继续向左后、向右后、向右前方横向摆转于前下方；目视前下方。这样，又完成了一个反向向左的横向摆转动作。左、右各旋转 5 次。（图 3–103）

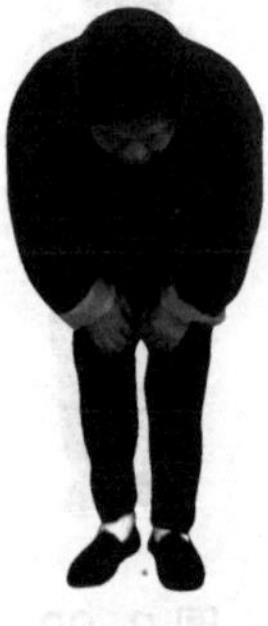

图 3–103

⑧上动已毕，身体重心下降，两膝分别以脚跟为轴向前、向外摆转平圆；目视前下方。（图 3–104）

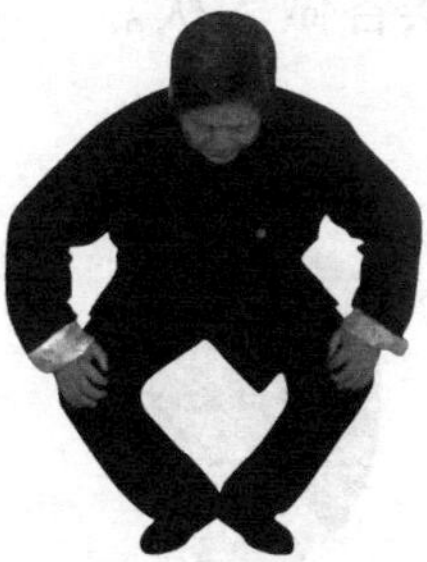

图 3–104

⑨接上势，两膝分别继续向后、向前横向摆并于体前；目视前下方。这样，就完成了一个向前外横向摆转的平圆。（图 3–105）

⑩两膝以脚跟为轴，向后、向外、向前平摆；目视前下方。（图 3–106）

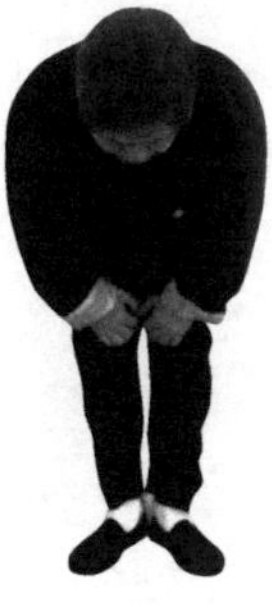

图 3–105

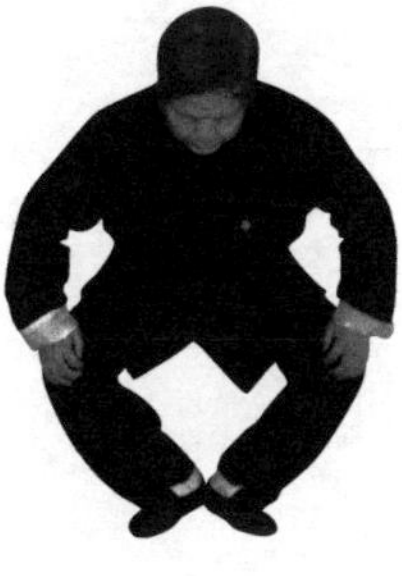

图 3–106

⑪承上势，两腿继续向内前并膝于前下方；目视前下方。这样又完成了向后外的摆转。（图 3–107）

前外摆和后外摆各做 5 次。

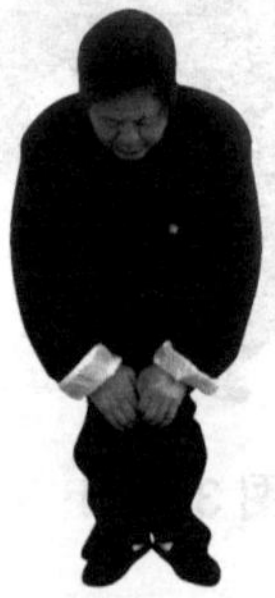

图 3–107

⑫收势：还原成起势动作。（图 3–108）

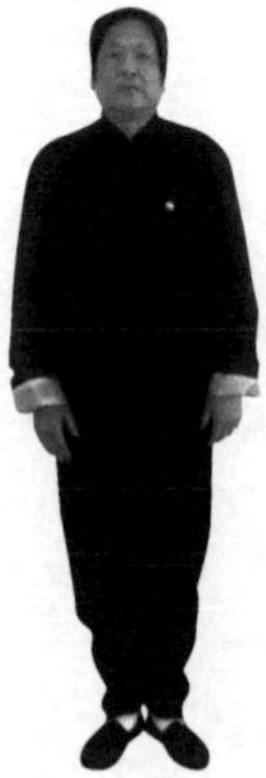

图 3–108

一〇、眼的导引治疗处方

眼为心之苗，实为五官之监察之官，重也，五行属东方甲乙木；实谓神明之体现也，所以，我们对其要特级保护，苦练眼功。

处方一

练习本书易筋经第五段“折身势”。每天至少 2 次。

处方二

练习本书治疗糖尿病的导引治疗处方二“降糖八步功”。每天 2 遍。

处方三　每天活动手指功

中医认为，“手多动，眼不花”。人的手上有六条经络的起止点，而其中有三条是与眼有直接关系的，它们分别是起于小指内侧的手少阴心经，起于小指外侧的手少阳小肠经和起于四指的手厥阴心包经。如果练练书法，玩玩乐器，就会常动手指而对这些经络产生刺激，起到对眼的治疗作用。

处方四　股椎争拉功

肾开窍于睛，有通过脊椎向上升水于睛的功能，所以要保证升肾水的良好通道，就得常练股椎争拉功。其动作很简单，（吸气）两腿屈膝半蹲成马步；两掌向下用力按于两大腿的根部，两虎口相对，掌心向下；同时，腰部放松。（呼气）胸椎以上部分向上方挺拔，与两掌形成争力。连做 5~7 次；每天 3 遍。（图3–109）

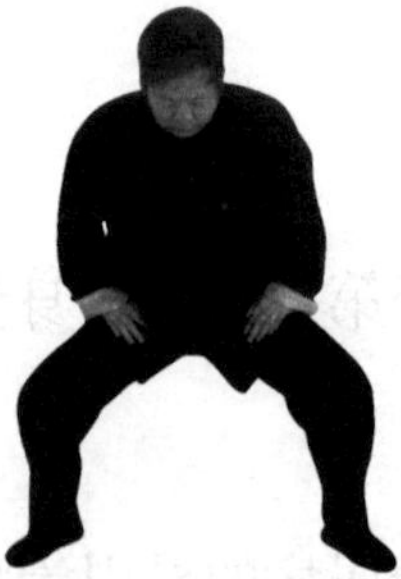

图 3–109

一一、耳鸣和听力的导引治疗处方

在现代，人到中年，肾渐虚弱，耳鸣者十有八九，直至心烦意乱，苦恼不堪，听力减弱，彻夜难眠，给生活造成了很大的困扰。

肾属先天之基，杂病乘虚而入。保肾，是做人的最基本的任务，当然，也是最难的一项工作。

肾者，五行属水，开窍于耳；肾健者，目明耳聪；肾亏者，腰酸腿疼。怎么办？多练以下功法。

处方一

练习本书易筋经第五段“折身式”。每天至少 2 遍。

处方二　叩齿搓肾鸣天鼓

①两脚自然开立，向前自然屈身，把两掌搓热后，向后搓两肾处，感到双肾发热为度。每天早晚各做 1 遍。

②两脚自然开立，两掌分别捂住同侧的耳朵，闭目叩齿36 次，然后，以两食指端插入各自的耳孔内，约 30 秒后突然拔出，连续反复 9 次。每天早晚各做 1 遍。